Prof. Dr. med. Reiner Bartl

Keine Angst vor
Osteoporose

Mit der richtigen Ernährung, gezielter Bewegung und wirksamen Medikamenten
Knochenschwund vorbeugen und erfolgreich behandeln

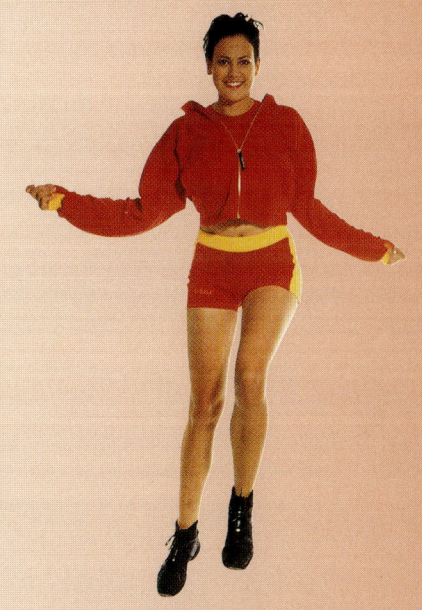

SÜDWEST

Inhalt

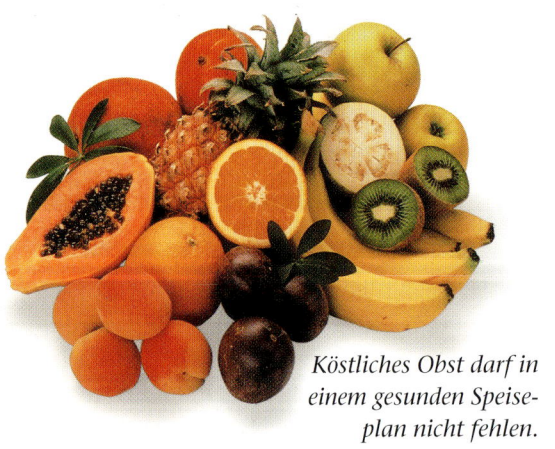

Köstliches Obst darf in einem gesunden Speiseplan nicht fehlen.

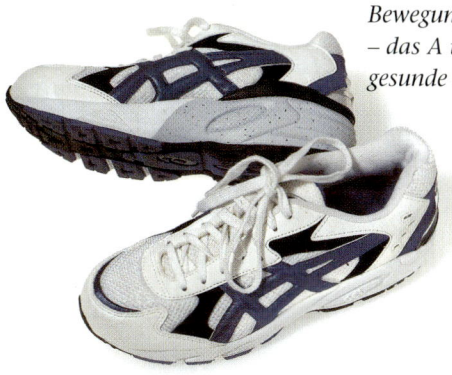

Bewegung und Sport – das A und O für gesunde Knochen.

62 Osteoporose erfolgreich behandeln

Gymnastik, Medikamente, Hormone und die neuen Bisphosphonate helfen, Osteoporose gezielt vorzubeugen und auch wirkungsvoll zu behandeln.

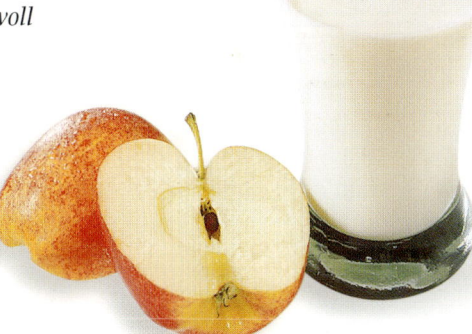

Frisches Obst und Milchprodukte liefern das knochenwichtige Kalzium.

Dauerhaft stabile Knochen

Die Osteoporose ist heute neben der Zuckerkrankheit, dem Bluthochdruck und dem Herzinfarkt ein weltweites Gesundheitsproblem. Patienten mit Osteoporose haben einen dünnen Knochen und leiden an Knochenbrüchen (Frakturen). Frauen sind mit 80 Prozent besonders betroffen, aber auch Männer erkranken immer häufiger. Osteoporose hat – wie viele andere chronische Erkrankungen – keine Frühwarnsymptome, und bis vor kurzem wurde die Erkrankung erst mit Auftreten des ersten Knochenbruchs diagnostiziert. Die Osteoporose kommt »auf leisen Sohlen« daher, und welcher junge Mensch denkt daran, vielleicht später an Osteoporose zu erkranken?

Immense Kosten

Man schätzt, dass ungefähr 40 Prozent aller Frauen einmal in ihrem Leben einen durch Knochenschwund bedingten Knochenbruch erleiden. Weltweit verursacht die Osteoporose etwa zwei Millionen Oberschenkelbrüche jährlich. Berechnen wir 20000 bis 50000 DM pro Operation und Rehabilitation in Deutschland, so werden uns die immensen Kosten dieser Erkrankung für die Gesellschaft bewusst. Osteoporosebedingte Knochenbrüche sind aber auch lebensbedrohlich: Fast ein Viertel aller älteren Patienten mit Oberschenkelbruch stirbt innerhalb eines Jahres nach dem Bruch, viele sind später pflegebedürftig.

Hoffnungsvolle Fortschritte

In den vergangenen Jahren haben moderne diagnostische Methoden und neue Medikamente diese Erkrankung endlich aus ihrem schicksalhaften und stiefmütterlichen Dasein herausgerissen und neue Hoffnungen geweckt:

»Um künftig die Folgen der Osteoporose effektiver einzudämmen, geschieht in Deutschland noch viel zu wenig. Das Ziel ist erreichbar. Wir müssen uns vor Augen halten, dass Patienten, die einen Oberschenkelhalsbruch erleiden, grundsätzlich in gleich miserable Situationen kommen und in gleicher Weise vital gefährdet sein können wie Patienten mit einem Apoplex (Schlaganfall).« (Prof. Dr. H. W. Minne, Osteologe)

▶ Besseres Verständnis des Knochenumbaus
▶ Zuverlässige Methoden zur Messung der Knochendichte
▶ Erkennen der Risikofaktoren für den Knochenschwund
▶ Frühzeitige Maßnahmen zur Verhütung der Osteoporose
▶ Einführung der Medikamentengruppe der Bisphosphonate

Aufgrund dieser Fortschritte erscheint es mir realistisch, dass auch die Osteoporose bald zu den historischen Erkrankungen gehören wird, vergleichbar mit der früher gefürchteten Rachitis (Vitamin-D-Mangel-Krankheit), die heute mit der Vitamin-D-Prophylaxe in zivilisierten Ländern zu den ausgestorbenen Krankheiten gezählt werden kann.

Rechtzeitige Vorbeugemaßnahmen treffen

Osteoporose endgültig zu besiegen, hängt von zwei Umständen ab:

▶ Die Gesellschaft muss darüber aufgeklärt werden, wie wichtig der Aufbau einer »maximalen Knochenmasse« noch weit vor der Menopause (Ende der Regelblutung in den Wechseljahren) ist – im Idealfall im Jugendalter.

▶ Das Gesundheitssystem akzeptiert die Notwendigkeit, Personen mit Osteoporoserisiko frühzeitig zu erkennen und sie für ein Vermeidungsprogramm zu gewinnen. Dies ist eine wesentlich preiswertere Strategie als für die enormen Folgekosten der Osteoporose aufzukommen. Angesichts der Zunahme älterer Menschen in unserer Gesellschaft ist dies eine der dringlichsten Aufgaben im Bereich Gesundheit. Und noch ein Umstand macht mir Mut, an dieses ehrgeizige Ziel zu glauben. Mit der Einführung der Bisphosphonate, einer neuen Medikamentengruppe, können wir bei allen Patienten und Risikogruppen den krankhaften Knochenabbau stoppen, die Knochenmasse damit erhöhen und das Knochenbruchrisiko senken. Somit ist die Osteoporose heute heilbar, vorausgesetzt, dass es noch nicht zu einer schweren Skelettzerstörung gekommen ist.

Doch um Osteoporose tatsächlich zu vermeiden, ist es notwendig, sofort, konsequent und mit Elan anzufangen, auf die Gesundheit unseres Skeletts zu achten. Es ist nie zu spät, damit zu beginnen.

Prof. Dr. med. Reiner Bartl

Unter Einsatz der heute zur Verfügung stehenden und wissenschaftlich überprüften Verfahren könnten deutlich mehr als die Hälfte aller Oberschenkelhalsbruche und bis zu 80 Prozent aller Wirbelbrüche bereits verhindert werden. Unser heutiges Wissen rechtfertigt meine optimistische Aussage, dass jede Osteoporose vermeidbar und in frühem Stadium heilbar ist – vorausgesetzt, dass Patient und Arzt beharrlich und konsequent dieses Ziel verfolgen.

Der Knochen – ein Multifunktionstalent

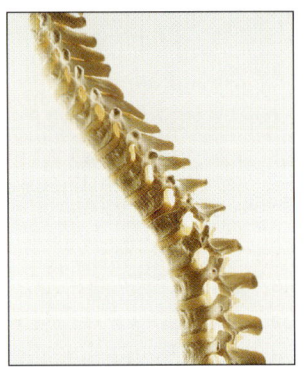

Wirbel brauchen eine kräftige Knochensubstanz, um alle Belastungen auszuhalten.

Der Knochen ist ein vitales, lebendiges und anpassungsfähiges Gewebe, das in ständigem Austausch mit dem Gesamtkörper steht und sich selbst überwacht. Sein Studium hat uns gezeigt, dass der einfachste Weg zum gesunden Knochen über die kluge Anwendung erprobter Selbstreparaturmechanismen des Knochens führt.

Das Knochengerüst des Menschen, auch Skelett genannt, besteht aus ungefähr 220 Knochen. Es gibt unserem Körper die Form und erlaubt uns zu sitzen, aufrecht zu stehen, zu gehen und zu laufen. Ohne Knochen könnten wir uns gegen die allgegenwärtige Schwerkraft (Gravitation) nicht wehren und wären einfach platt auf den Boden gedrückt. Neben der Stütz- und Fortbewegungsfunktion gibt uns das Knochengerüst aber auch Schutz vor äußeren Einwirkungen. So schützen beispielsweise die Rippen ähnlich einem Panzer Herz und Lunge, und der Schädel schützt wie eine knöcherne Box unser Gehirn vor Verletzungen. Der Knochen enthält aber auch unser Knochenmark, das die lebensnotwendigen Blutzellen produziert. Diese Funktion erklärt auch die hohe Durchblutungsrate der Knochen.

Nährstoffspeicher Knochen

Neben der Stütz- und Schutzfunktion hat der Knochen noch eine wesentliche Aufgabe: Er ist die größte Mineralbank unseres Körpers. 99 Prozent des gesamten Kalziums, 85 Prozent des Phosphats und 60 Prozent des Magnesiums sind in unseren Knochen gespeichert. Viele lebenswichtige Funktionen wie der Herzschlag, die Nervenfunktion, die Blutgerinnung und die Enzymaktivierung hängen von einem exakt eingehaltenen Kalziumwert im Blut ab. Sinkt dieser Kalziumwert im Blut ab, laufen zahlreiche Regulationsprozesse an, um das lebensnotwendige Kalzium umgehend aus den Knochen zu lösen und in das Blut zu transportieren. Umgekehrt werden Kalzium, Phosphat und Magnesium auf Abruf in den Knochen gespeichert. Auf diese Weise werden täglich mehr als 400 Milligramm Kalzium aus den Knochen herausgelöst und pro Jahr 20 Prozent der Knochen abgebaut. Umgekehrt wird die Knochenbilanz durch einbauende Prozesse genau ausgeglichen. Das bedeutet, dass unser Skelett drei- bis viermal in unserem Leben vollkommen erneuert wird. Wird diese Bilanz aber über viele Jahre nicht exakt eingehalten, so haben wir eine negative Kalziumbilanz, die schließlich in ausgedünnten, brüchigen, porösen Knochen, der so genannten Osteoporose, enden muss.

Ein architektonisches Meisterwerk

Die Architektur des Knochens muss zwei Eigenschaften erfüllen: Sie muss widerstandsfähig und elastisch sein. So muss beispielsweise die Hüfte eine Belastung von mehr als 250 Kilogramm Gewicht, also eine viertel Tonne, »verkraften«; zudem muss sie aber auch kurze harte Schläge und Verwindungen, wie z. B. beim Springen und Skifahren, elastisch abfedern und überstehen können. Dies realisiert der Knochen durch eine spezielle Mischung der Baumaterialien, die wir im Bauwesen als Prinzip der Spannbetonbauweise kennen: die »Zwei-Phasen-Komponente«. So besteht der Knochen aus einem elastischen Knochenmaterial, in dem Kollagenmoleküle wie Seile lamellenförmig angeordnet sind. Dazwischen wird Kalzium und Phosphat in kristalliner Form, vergleichbar mit Beton bei der Spannbetonbauweise, eingelagert und verfestigt. Verschiedene Spurenelemente und Riesenmoleküle (»Mucopolysaccharide«) dienen als Leim, der die Proteinseile mit den Mineralkristallen fest verbindet. Das Kollagen ist für die Elastizität, die kristallinen Mineralien für die Festigkeit und Steifheit des Knochens zuständig. Die richtige Mischung und Reifung der Baukomponenten ist ein ungemein komplexes Geheimnis, das viele andere Mineralien, Vitamine, Hormone und Enzyme umfasst und das wir bis heute nur bruchteilhaft verstehen.

Der kortikale Knochen

Der äußere Anblick des Knochengerüsts verbirgt die geniale Architektur. Erst im Röntgenbild können wir die beiden Bauprinzipien erkennen. Manche Knochen sind hohl und gleichen einer Röhre. Dazu wer-

Die Festigkeit und damit das Knochenbruchrisiko des Knochens wird von einem genial durchdachten Bauplan bestimmt, der sich vom makroskopischen über den mikroskopischen bis in den molekularen Bereich erstreckt. Dabei ist die Knochendichtemessung zwar eine praktische, aber doch nur grobe Methode zur Beurteilung der Stabilität unseres Skeletts. Es müssen in der Zukunft noch bessere Methoden erarbeitet werden, um auch die Architektur des Knochengerüsts genauer darstellen zu können.

den der Oberschenkel- und der Oberarmknochen gezählt. Dieser Typ der Knochenstruktur wird auch als kortikaler oder kompakter Knochen bezeichnet, da er aus einer kompakten äußeren Rinde besteht. Die moderne Architektur setzt dieses Bauprinzip beispielsweise beim Bau von Fernsehtürmen ein. Eine Rohr ist viel belastbarer als ein massiver Stab.

Der spongiöse Knochen

Einen anderen Aufbau finden wir dagegen in den Wirbelkörpern, der Ferse und dem Oberschenkelhals. Diese Knochen sind nicht hohl, sondern wie ein von fester Hülle umgebener Schwamm (Spongiosa) konstruiert. Wir kennen diese Bauweise im Kran- und Brückenbau, bei denen die Belastung des Hauptträgers durch ein abstützendes filigranes Fachwerk abgefangen wird. Auf den ersten Blick wirken die Knochenbälkchen ungeordnet, bei genauer Betrachtung erweisen sich die Bälkchen als architektonisches Meisterwerk mit exakter Anpassung an die Belastungslinien (Trajektionslinien). Je dichter die Verknüpfungspunkte (Knoten) der Bälkchen ausgebildet sind, desto belastbarer ist der jeweilige Knochen.

Die Oberfläche der Knochenbälkchen im Inneren unserer Knochen stellt eine riesige Austauschfläche für Stoffwechsel- und Umbauvorgänge dar, vergleichbar mit den Austauschoberflächen der Nieren und der Lunge. Umbauvorgänge laufen am spongiösen Knochen zehnmal schneller ab als am kompakten Knochen (Knochenrinde).

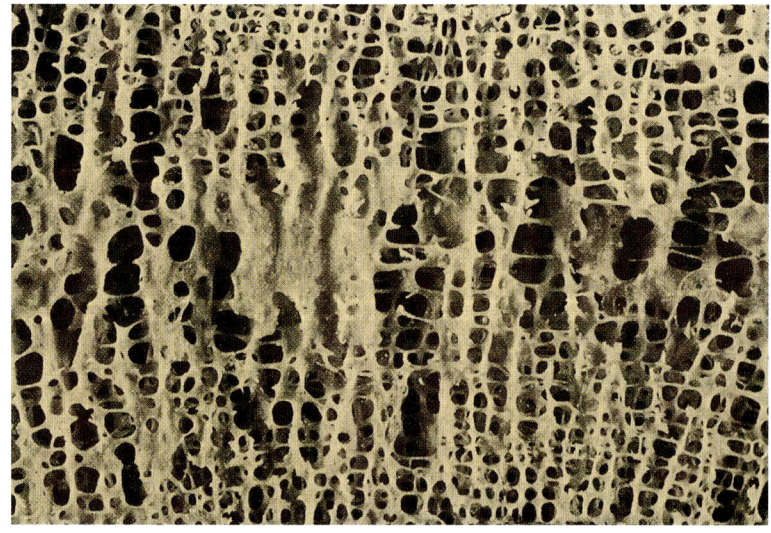

Dieser vergrößerte Querschnitt eines spongiösen Knochens zeigt sehr gut die schwammartige Konstruktion. Die Bälkchen sind so angeordnet, dass sie den Belastungslinien des Knochens folgen und damit eine optimale Festigkeit bieten können.

Ausgewogen und stabil

Die Belastbarkeit des Knochens hängt also nicht so sehr von der Knochendichte, sondern vielmehr von der ausgewogenen Knochenarchitektur ab. Ungefähr 80 Prozent unserer Knochen sind kortikal und nur 20 Prozent spongiös. Der kompakte, kortikale Knochen ist sehr dicht, bis zu 90 Prozent verkalkt (kalzifiziert) und hat ein sehr niedriges Oberflächen-Volumen-Verhältnis, er ist also träge und unterliegt einem sehr langsamen Umbau. Der spongiöse Knochen dagegen hat durch die feingliedrige Anordnung eine viel größere Oberfläche und ist daher einem wesentlich schnelleren Umbau ausgesetzt. Dies bedeutet, dass sich der Knochenschwund (Osteoporose) zuerst an Knochen mit hohem Anteil an Knochenbälkchen äußert: Brüche der Wirbelkörper, des Handgelenks, der Rippen und des Oberschenkelhalses.

Der Knochen – eine ständige Baustelle

Der Knochen ist nicht leblos oder träge, er ist vielmehr ein lebendiges Organ mit hoher Durchblutung und Stoffwechselaktivität. Bei der Geburt sind nur wenige Knochenteile fertig angelegt und werden erst nach und nach aus Knorpel zum festen, in Lamellen angelegten Knochen umgebaut. Das Knochenwachstum, im Englischen auch modelling genannt, ist erst zur Pubertät mit der Verknöcherung der Wachstumsfugen abgeschlossen: Die endgültige Körpergröße ist dann erreicht. Das bedeutet jedoch nicht, dass sich ab diesem Zeitpunkt am Knochen nichts mehr tut. Er wird vielmehr ständig umgebaut und den wechselnden Bedürfnissen der Umwelt und Muskelkraft angepasst. Hinzu kommt, dass alternde Knochensubstanz durch Mineralverlust und Kollagenalterung an Festigkeit und Elastizität verliert – der Knochen bricht leichter. Der Körper tauscht daher in regelmäßigen Abständen die gesamte Knochensubstanz aus. Diese Fähigkeit des Materialaustauschs (»remodelling«) dient jedoch nicht allein der Gesamterneuerung, sondern auch der Reparatur eines gebrochenen, verletzten Knochens. Dabei handelt es sich nicht nur um die Reparatur oder

Der Knochen ist ein sich ständig wandelndes Organ, das in unserem gesamten Leben drei- bis viermal vollständig erneuert wird. Ständig werden gleichzeitig an ein bis zehn Millionen Stellen unseres Skeletts kleine Knochenstücke herausgebrochen und wieder durch neuen Knochen ersetzt.

Heilung von Brüchen ganzer Knochen, sondern auch um Tausende mikroskopisch kleiner Brüche der Knochenbälkchen (»Mikrofrakturen«), die neben der Knochendichte das Knochenbruchrisiko bestimmen (siehe dazu auch Grafik Seite 12).

Bautrupp im Dauereinsatz

Um diese ständigen Reparaturen und Anpassungen zu bewältigen, bedient sich das Knochengewebe spezialisierter Zellsysteme: Osteoklasten bauen alten, schwachen Knochen in nur wenigen Tagen ab, während Osteoblasten langsam über viele Wochen neuen Knochen wieder aufbauen. Für diesen Umbauprozess steht die unglaubliche Zahl von fünf Millionen Baueinheiten (»bone remodelling units«) bereit. Sie ist vergleichbar mit den Bautrupps der Straßenreparatur: Beschädigter Straßenbelag wird abgetragen und mit neuem Asphalt wieder ausgefüllt.

Diese Selbstreparatur des Knochens ist von entscheidender Bedeutung für die Entstehung der Osteoporose. Knochenschwund entsteht, wenn über die Jahre etwas mehr Knochen abgebaut als erneuert wird. Wissenschaftler haben errechnet, dass bei der Entstehung der Osteoporose

Die Baueinheiten des Knochens, bestehend aus wenigen Osteoklasten (knochenabbauenden Zellen) und vielen Osteoblasten (knochenanbauenden Zellen) werden durch Hormone und gewebeständige Botenstoffe an einen genauen Bauplan gebunden. Selbst kleinste hormonelle Störungen im Körper können über Jahre zu einer negativen Knochenbilanz und damit zu Knochenkrankheiten führen.

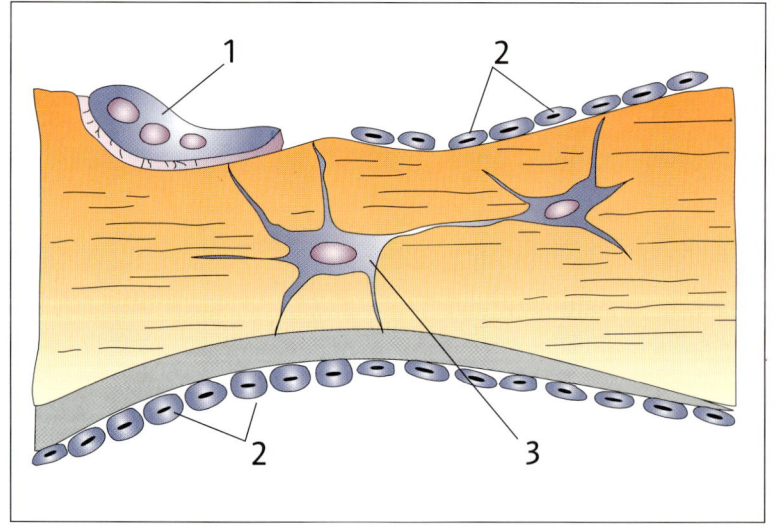

Im Knochen erfolgt ein reger Ab- und Aufbau: Die Osteoklasten (1) »fressen« alte Knochensubstanz auf, während die Osteoblasten (2) für einen Neuaufbau sorgen. Die Osteozyten (3) sind für die Versorgung des Knochens zuständig und regulieren den Kalziumgehalt.

etwa 30 Teile Knochen abgebaut und nur 29 Teile wieder ersetzt werden. Der Knochenschwund steht daher vor allem mit der Anzahl aktivierter Umbaueinheiten in einer Wechselbeziehung. Diese Aktivität spiegelt sich in der Kalziumausscheidung und in den Abbauprodukten des Kollagens im Urin wider.

Die Anpassung der Knochenmasse

Wie man sich leicht vorstellen kann, ist der Knochenumbau sehr komplex und bisher nur teilweise verstanden. Sein Ziel ist die exakte Anpassung der Knochenmasse an die Muskelaktivität und Belastung; nicht ein Gramm Knochenmasse zu viel wird akzeptiert. Je mehr Muskelmasse wir aufbauen und je mehr Körpergewicht unser Skelett belastet, desto mehr nimmt die Knochenmasse zu. Die dafür zuständigen Zellsysteme des Knochengewebes werden einerseits von systemischen Hormonen, andererseits von Vitaminen und von lokalen Gewebefaktoren (Zytokine) gesteuert. Die wichtigsten Hormone sind das Kalzitonin und das Parathormon der Epithelkörperchen (Nebenschilddrüsen), die Schilddrüsenhormone, das Insulin der Bauchspeicheldrüse, das Wachstumshormon der Hirnanhangsdrüse, das Kortison der Nebennieren sowie Östrogene, Testosterone und Androgene der Sexualorgane. Als wichtigste Vitamine für Aufbau und Reifung der Knochensubstanz gelten die Vitamine C, D und K.

> Das Kalzitonin senkt den Kalziumspiegel im Blut, das Parathormon hingegen stellt sowohl den Kalzium- als auch den Phosphatspiegel im Blut auf normale Werte ein.

Prinzip der maximalen Knochenmasse

Alle Körperteile altern, und das Skelett ist keine Ausnahme. Von der Geburt bis zum jungen Erwachsenen nimmt die Knochenmasse ständig zu, und im Alter zwischen 25 und 30 Jahren erreichen wir im Leben die maximale Knochendichte (»peak bone mass«). Einige Frauen erreichen diesen Wert bereits mit 20 Jahren. Spätestens aber nach dem 30. Lebensjahr verlieren wir mehr Knochenmasse als wir produzieren: durchschnittlich ein Prozent Knochenverlust pro Jahr, unabhängig vom Geschlecht.

Der Umbauzyklus einer Baueinheit dauert drei bis vier Monate. Zuerst wird das alte Knochenstück innerhalb von zehn Tagen durch die Osteoklasten abgebaut, und danach füllen die Osteoblasten den entstandenen Knochendefekt innerhalb von 90 Tagen wieder mit neuem Knochen aus. Bleibt ein Restdefekt bestehen, d. h., wird zu wenig neuer Knochen gebildet, entsteht Osteoporose.

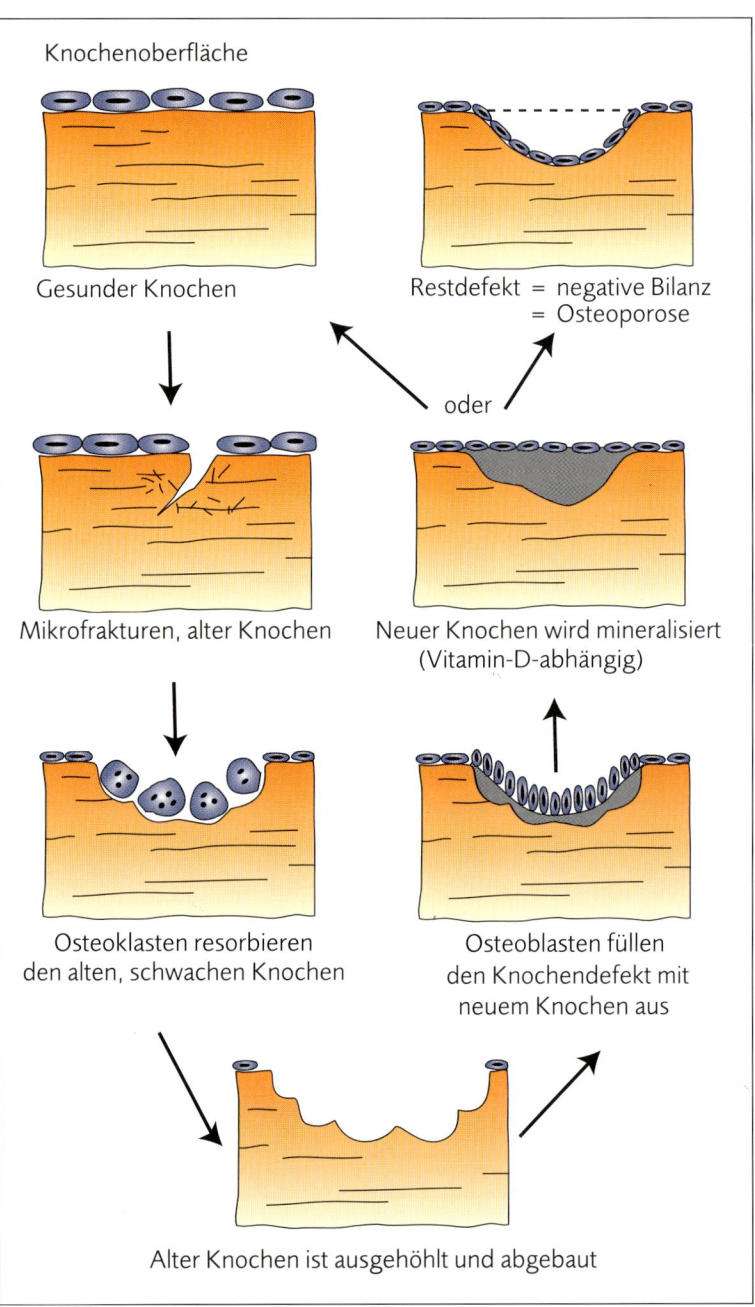

Knochenoberfläche

Gesunder Knochen

Restdefekt = negative Bilanz
= Osteoporose

oder

Mikrofrakturen, alter Knochen

Neuer Knochen wird mineralisiert
(Vitamin-D-abhängig)

Osteoklasten resorbieren
den alten, schwachen Knochen

Osteoblasten füllen
den Knochendefekt mit
neuem Knochen aus

Alter Knochen ist ausgehöhlt und abgebaut

Für diesen Schwund liegen in der Regel keine äußeren Ereignisse oder plausiblen Erklärungen vor, offensichtlich ist er genetisch vorprogrammiert. So steigt bei einer Frau der Verlust an Knochen rapide bis auf vier Prozent pro Jahr nach der Menopause mit Abfall des Östrogenspiegels. Dies bedeutet, dass eine Frau vom 40. bis zum 70. Lebensjahr im Durchschnitt etwa 40 Prozent ihrer Knochenmasse verliert, ein Mann hingegen verliert im gleichen Zeitraum nur etwa zwölf Prozent. Die Bedeutung des Knochenschwunds der Frau in der Menopause ist in der Tat dramatisch. Es wurde errechnet, dass 75 Prozent der Wirbelkörperbrüche und 50 Prozent der Oberschenkelbrüche aus dem hohen Knochenschwund in der Menopause resultieren.

Ungesunde Lebensweise in jungen Jahren

Der Grundstock für Knochenprobleme im späteren Alter wird aber häufig bereits in der Jugend gelegt: dann nämlich, wenn durch falsche Ernährung, durch mangelnde Bewegung oder durch Rauchen die optimale Knochendichte nicht erreicht wird. Die Vorbeugung der Osteoporose beginnt also schon in der Kindererziehung. Eltern wie auch schulische Institutionen sind für die richtige Ernährung und für ausreichende sportliche Aktivitäten verantwortlich, denn die maximale Knochendichte, die wir als junger Erwachsener erreichen, ist vergleichbar mit einem Kapital, das wir bis ins hohe Alter klug und sparsam ausgeben sollten – auch wenn wir heute sogar die Möglichkeit haben, dieses Kapital im Alter wieder zu vermehren. Kein Grund, in jugendlichem Leichtsinn seine Knochenstabilität aufs Spiel zu setzen.

Die Entstehung der Osteoporose ist zur Hälfte erblich festgelegt, für die andere Hälfte sind wir aber selbst verantwortlich. So betrachtet hat jede Osteoporose eine individuelle Lebensgeschichte.

Osteoporose – was ist das eigentlich?

»Osteo« bedeutet Knochen, und »porose« kann mit Durchlässigkeit übersetzt werden. Osteoporose ist also eine Krankheit mit »zu wenig Knochen«. Experten definieren Osteoporose als eine Knochenkrankheit mit allgemeinem Abbau von Knochensubstanz, zunächst ohne sichtbare Veränderung der äußeren Knochenform, jedoch mit Abnahme der mechanischen Belastbarkeit des Knochens und der Neigung zu Knochenbrüchen. Gemäß der Weltgesundheitsorganisation (WHO) wird die Osteoporose einfach nach den Werten der Knochendichtemessung (Osteodensitometrie) festgelegt. Eine Osteoporose bei der Frau liegt vor, »wenn die Knochenmineraldichte um 2,5 Standardabweichungen (SD) unter dem statistischen Mittelwert gesunder prämenopausaler (= vor den Wechseljahren) Frauen liegt«. Damit kann man die Diagnose einer Osteoporose bereits vor dem Auftreten eines Knochenbruchs stellen und gezielte Maßnahmen zu deren Vermeidung einleiten.

Wie aus heiterem Himmel

Wie stellt man sich die Entstehung der Osteoporose vor? Im Wesen ist sie eine negative Knochenmassebilanz über viele Jahre, die lange unbemerkt und leise abläuft, bis plötzlich »wie aus heiterem Himmel« bei kleinstem Anlass, beispielsweise bei heftigem Niesen oder beim Anstoßen, ein Knochenbruch auftritt. In der Regel folgen Wirbeleinbrüche, die letztendlich zu schweren Dauerschmerzen, Skelettdeformierungen und zur Abnahme der Körpergröße führen. Angst, Mutlosigkeit, Depressionen und zunehmende Unbeweglichkeit verbunden mit Muskelschwund sind die Folgen dieses »Teufelskreises«, den es schließlich zu durchbrechen gilt.

Der Knochenschwund beginnt an der inneren Oberfläche unserer Knochen. Unser Knochen wird regelrecht von innen ausgehöhlt – bis er bricht.

Spongiöse Knochen als erstes Angriffsziel

Wie läuft aber der Raubbau im Knochen selbst ab? Die »Bautrupps« des Knochengewebes, bestehend aus abbauenden und anbauenden Zellen, führen ihre Reparaturarbeit bevorzugt auf der inneren Oberfläche des Knochens (Endost) durch.

Die weitaus größte Angriffsfläche für die Knochenzellen bieten die Knochen mit hohem Anteil an spongiösem, trabekulärem Knochen (siehe dazu Seite 8), also bevorzugt die Wirbelkörper, die Hüften, die Rippen, die Handgelenke und die Fersen. Dieses schwammartige Knochengerüst wird fünfmal schneller abgebaut als die kompakte Kno-

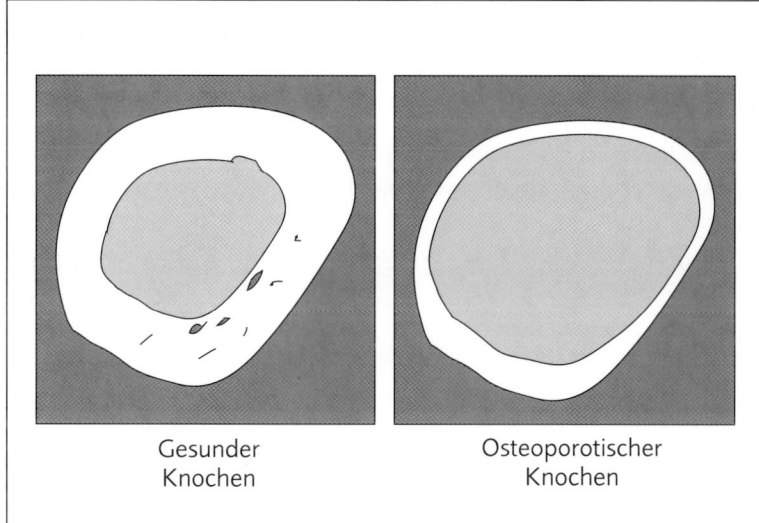

Gesunder
Knochen

Osteoporotischer
Knochen

Gesunder und osteoporotischer Knochen im Vergleich: links der Querschnitt durch einen Oberarmknochen einer jungen Frau mit kräftigem kortikalem Knochen und rechts der deutlich »ausgedünnte« Knochen einer an Osteoporose erkrankten Frau.

chenrinde der langen Röhrenknochen, der so genannten kortikalen Knochen (siehe dazu Seite 7f.). In der zeitlichen Abfolge werden daher zuerst die Knochenbälkchen im Inneren der Knochen zerstört, die Knochenrinde wird dagegen viel langsamer von der inneren Oberfläche her verschmälert. Halten die gleichzeitig eingeleiteten Knochenanbaumaßnahmen nicht Schritt mit dem zuerst ablaufenden Knochenabbau, so resultiert daraus eine negative Knochenbilanz mit einer Verminderung der Knochendichte. Die Osteoporose entsteht.

Nicht nur eine Frage der Knochenmasse

Wir wissen aber heute, dass dies nicht die ganze Geschichte ist. Der Knochen bricht nicht allein deswegen, weil er dünn ist. Diese Ungereimtheit erkennt man schon daran, dass die Hälfte aller Patienten mit dünnen Knochen nie einen Knochenbruch erleiden. Es ist beispielsweise auffallend, dass Japanerinnen eine deutlich niedrigere Knochendichte und eine geringere Kalziumaufnahme als Amerikanerinnen aufweisen, trotzdem ist in Japan die Häufigkeit eines Oberschenkelhalsbruchs zweieinhalbmal niedriger als in den USA. Neuere Studien

Die Knochenbälkchen sind der Schlüssel für einen belastbaren Knochen. Sind sie durch eine Osteoporose erst einmal verschwunden, gibt es für Medikamente und die Baueinheiten des Knochens keine Ansatzflächen für Reparaturarbeiten mehr.

haben zudem gezeigt, dass Osteoporose mehr als nur zu niedrige Knochendichte ist, sie ist auch ein Qualitätsproblem. Hier ist wieder der Vergleich mit dem Brückenbau angebracht. Die Tragfähigkeit einer Brücke hängt nicht nur von der Dicke des Hauptträgers ab – genauso wichtig ist die Qualität der verwendeten Baumaterialien und vor allem die ständige Wartung vor Witterungseinflüssen. Wird die Brücke nicht regelmäßig entrostet und saniert, so wird sie an ihrer schwächsten Stelle brechen – egal wie stark der Hauptträger noch ist.

Zu starke Knochenbelastung

In unserem Knochen laufen ständig winzige Knochenbrüche ab, die zu einer Schwächung der Belastbarkeit führen und einer sorgfältigen Reparatur bedürfen. Heilen diese Tausende winziger Knochenbrüche nicht komplett und vollkommen ohne »Narben« aus, so kommt es ab einem kritischen Punkt zum Bruch des gesamten Knochens. Ist zudem auch noch die Knochenstruktur von Anfang an qualitativ sehr minderwertig angelegt, so kann der Knochen selbst bei normaler Dichte auch ohne Einwirkung von außen problemlos brechen.

Viele Faktoren spielen zusammen

Wir wissen, dass bestimmte Personen knochenbruchfrei bleiben, obwohl sie niedrigste Knochendichtewerte zeigen. Frauen, die älter als 80 Jahre sind, haben fast alle im Oberschenkelbereich Knochendichtewerte, die einer schweren Osteoporose entsprechen, und trotzdem brechen sich nur wenige den Oberschenkelhals. Was unterscheidet also den dünnen Knochen, der bricht, von dem, der nicht bricht? Die Antwort liegt in der Knochenarchitektur und in der Fähigkeit, minderwertigen Knochen zu reparieren. Der osteoporotisch bedingte Knochenbruch basiert daher in der Regel auf drei Abnormitäten des Knochengewebes, die gleichzeitig vorliegen:

▶ Erniedrigte Knochendichte
▶ Mangelhafte Reparaturmechanismen
▶ Minderwertige Knochensubstanz

Unsere Knochenbälkchen brechen täglich 1000fach, ohne dass wir es spüren. Diese Mikrofrakturen müssen rasch und vollständig repariert werden, sonst drohen selbst bei normaler Knochendichte große Knochenbrüche.

16

Für eine Störung der Selbstreparaturmechanismen des Knochens sind viele verschiedene Faktoren verantwortlich:

- ▶ Mangel an Baustoffen
- ▶ Mangel an Vitaminen
- ▶ Toxische Substanzen
- ▶ Chemotherapeutika
- ▶ Schwermetalle
- ▶ Strahlentherapie
- ▶ Alterung der Knochenzellen
- ▶ Durchblutungsstörungen
- ▶ Hormonstörungen
- ▶ Immobilität

Bei der Behandlung der Osteoporose müssen wir also nicht nur eine Erhöhung der Knochendichte, sondern auch eine Verbesserung der Knochenqualität und eine Aktivierung der beschriebenen natürlichen Reparaturmechanismen anstreben.

Magnetfelder steuern den Knochenbau

Es ist schon lange bekannt, dass die Belastung des Knochens Kraftlinien und damit elektrische Potenziale erzeugt, die für den Heilungsprozess und die Erneuerung des Knochens von besonderer Bedeutung sind (piezoelektrischer Effekt). Diese elektromagnetischen Felder im Knochen sind offensichtlich wichtige Signale für benachbarte Knochenzellen, den Knochen nach den jeweiligen Bedürfnissen neu zu modellieren. Die uns im Röntgenbild vertrauten »Trajektionslinien« der Knochenbälkchen spiegeln diese Zug- und Druckspannungen, die in elektromagnetische Felder umgesetzt werden, genau wider. Dort, wo die Spannungslinien zusammendrängen, liegt der kompakte Knochen, wo sie auseinander weichen, der spongiöse Knochen. Unser Knochen ist daher nach dem so genannten Minimum-Maximum-Prinzip der Brücken- oder Kranbautechnik aufgebaut: mit einem Minimum an Material ein Maximum an Belastbarkeit erreichen.

Der praktische Versuch ist daher einleuchtend, mit dem Anlegen von starken Magnetfeldern in Drahtspulen die Heilung von Knochenbrüchen und die Modellierung des neu gebildeten Knochens zu beschleunigen. In der Praxis wird diese Behandlung als Magnetfeldtherapie bezeichnet. Bis jetzt sind von den Krankenkassen folgende Indikationen zur Behandlung anerkannt worden: verzögerte Knochenbruchheilung, Pseudoarthrose und Endoprothesenlockerung.

Die Modellierung unseres Knochens wird nicht nur von Hormonen und lokalen Gewebefaktoren gesteuert, sondern ganz entscheidend von belastungsabhängigen elektromagnetischen Feldern bestimmt.

Der Erfolg der Magnetfeldtherapie ist zwar belegt, es ist jedoch nicht geklärt, welche Wirkung des Magnetfelds den Heilungserfolg bewirkt. Eine Ursache mag im erhöhten Sauerstoffgehalt im Gewebe liegen. Fundierte Studien müssen aber den Wert der Magnetfeldbehandlung im klinischen Alltag noch belegen.

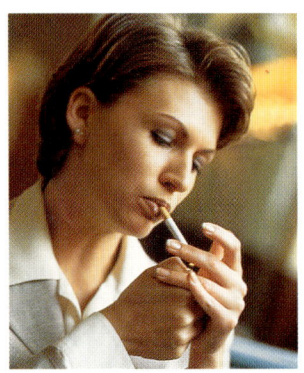

Rauchen – einer der großen Risikofaktoren für Osteoporose.

Risikofaktoren für Osteoporose erkennen

Noch vor wenigen Jahren wurde die Diagnose »Osteoporose« erst gestellt, wenn sich der Patient mit einem schmerzhaften Knochenbruch beim Arzt vorstellte. Heute leben wir jedoch sehr viel gesundheitsbewusster als noch vor einigen Jahren und haben erkannt, dass das Erkennen und Abstellen von Risikofaktoren viele chronische Erkrankungen vermeiden hilft. Wir kennen inzwischen die Risikofaktoren, die beispielsweise für die Entstehung vom Lungenkrebs, Herzinfarkt und Schlaganfall verantwortlich sind, sehr genau und richten unsere Lebensweise danach.

Verantwortung übernehmen

Früher galt die Osteoporose als eine schicksalhafte Alterskrankheit. Heute kennen wir die Risikofaktoren, die zur Osteoporose führen, sehr genau. Und wir haben die Werkzeuge, bereits die Entstehung einer Osteoporose zu verhindern. Wir haben es also selbst in der Hand, mit stabilen Knochen auch ins hohe Alter zu gehen.

Auch die Osteoporose sucht ihre Opfer nicht wahllos aus. Es sind inzwischen viele genetische und erworbene Risikofaktoren bekannt, die für die Entstehung einer Osteoporose verantwortlich sind. Auch wenn diese Risikofaktoren die Erkrankung selbst nicht verursachen, so können sie uns doch für das zugrunde liegende Problem wachrütteln. Einerseits gibt es Faktoren, die angeboren sind und daher nicht beeinflusst werden können, andererseits gibt es schwer wiegende Risiken, für die wir selbst verantwortlich sind und die vermieden werden können und auch müssen.

Risikofaktoren bedeuten nicht gleich Osteoporose

Obwohl viele Faktoren mit der Osteoporose in Verbindung gebracht werden müssen, gibt es doch Patienten ohne Risikofaktoren, die trotzdem an einer Osteoporose leiden. Findet man keine Ursache für den Knochenschwund, so spricht man von idiopathischer Osteoporose.

Andererseits gibt es Personen mit mehreren Risikofaktoren, die trotzdem keine messbar verringerte Knochendichte zeigen. Im Rahmen einer Vorsorgeuntersuchung sollte daher neben Risikofaktoren für Herz-, Kreislauf- und Tumorerkrankungen auch das Osteoporoserisiko abgeklärt werden.

Ein Beispiel aus der Praxis

Die Sekretärin einer Computerfirma erlitt ihren ersten Knochenbruch mit 52 Jahren. Ihre Mutter und Großmutter hatten ebenfalls Knochenbrüche gehabt. Die einst aktive Mutter von drei Kindern hatte seit 15 Jahren eine überwiegend sitzende Tätigkeit vor dem Bildschirm. Sie betrieb keinen regelmäßigen Sport und keine Bewegungsübungen, sie lebte von Kaffee und Zigaretten, um schlank zu bleiben, trank selten Milch und ernährte sich regelmäßig mit Fastfood. Die Messung ergab eine Knochendichte von nur 60 Prozent, also einen Verlust von 40 Prozent.

Hier die Risikofaktoren dieser Patientin:

- ▶ Weiße Hautfarbe
- ▶ Hellhäutig
- ▶ Erbliche Belastung
- ▶ Kalzium- und vitaminarme Ernährung
- ▶ Keine Östrogensubstitution
- ▶ Hoher Kaffee- und Zuckerkonsum
- ▶ Weiblich
- ▶ Schlanker Körperbau
- ▶ Schwangerschaften
- ▶ Frühe Menopause mit 38 Jahren (durch Gebärmutteroperation)
- ▶ Starke Raucherin (zwei Schachteln pro Tag!)
- ▶ Sitzende Tätigkeit
- ▶ Keine regelmäßige körperliche Aktivität

> Der Knochenschwund ist ein schonungsloser Spiegel unseres bequemen und damit knochenfeindlichen Lebensstils. Wenn wir schon die Vorzüge unserer Zivilisation nutzen wollen, so sollten wir doch dem wichtigsten Knochenräuber, dem ständigen Bewegungsmangel, keine Chance geben.

Rechtzeitiges Eingreifen hilft

Glücklicherweise heilte der Unterarmbruch der Patientin in nur wenigen Wochen, und es wurde ein Programm zur Behandlung der Osteoporose gestartet. Bei der Untersuchung der Risikofaktoren konnten zwar Faktoren wie Alter, Geschlecht und Familiengeschichte nicht beeinflusst werden, jedoch schaffte es die Patientin, das Rauchen sofort einzustellen und ihre Ernährung auf ausgeglichene, kalzium- und vitaminreiche Kost umzustellen. Sie machte tägliche Waldläufe und gezielte Kraftübungen und nahm regelmäßig ein neues Medikament (ein so genanntes Bisphosphonat) gegen Osteoporose ein. Die Knochendichte nahm innerhalb von drei Jahren um zehn Prozent zu, und neue Knochenbrüche traten nicht mehr auf.

Diese Patientin ist ein Beispiel, wie man in einem »Osteoporoseteam« mit Beharrlichkeit und festem Ziel die Knochenbrüchigkeit besiegen kann. Wenn man früh und konsequent sein Leben auf gesunde Ernährung und körperliche Aktivität einrichtet, dann ist der folgenschwere Knochenschwund zu vermeiden. Jede Osteoporoseerkankung hat ihre eigene individuelle Lebensgeschichte, und jeder trägt dafür selbst die Verantwortung.

Wenn Sie Ihr Osteoporoserisiko wissen wollen, befragen Sie zuerst Ihre Eltern. Der Alterungsprozess des Knochens ist zur Hälfte genetisch vorprogrammiert und wird von Hunderten verschiedener Gene gesteuert, die gerade von Wissenschaftlern in mühsamer Arbeit analysiert und katalogisiert werden.

Nicht beeinflussbare Risikofaktoren

Verschiedene Untersuchungen über die Osteoporosehäufigkeit zeigten Risikofaktoren, die nicht beeinflussbar sind, wie z. B. ein erhöhtes Risiko bei nordeuropäischen Frauen, bei hellhäutigen Frauen oder auch bei erblicher Veranlagung, wenn die Erkrankung also schon mehrmals in der Familie beobachtet wurde.

Familiäre Belastung

Das Sprichwort »Wie die Mutter, so die Tochter« gilt besonders für die Osteoporose. Wenn in der Verwandtschaft Personen mit einem Oberschenkelhalsbruch, mit häufigen Knochenbrüchen oder mit einer deutlichen Abnahme der Körpergröße bekannt sind, so sind auch Sie ein Risikopatient für Osteoporose.

Abstammung

Man weiß heute, dass die maximale Knochendichte und spätere Knochenverlustrate genetisch vorprogrammiert sind. Es wurde auch nachgewiesen, dass Nordeuropäer das höchste Risiko, Afroamerikaner dagegen das niedrigste Risiko haben, an Osteoporose zu erkranken.

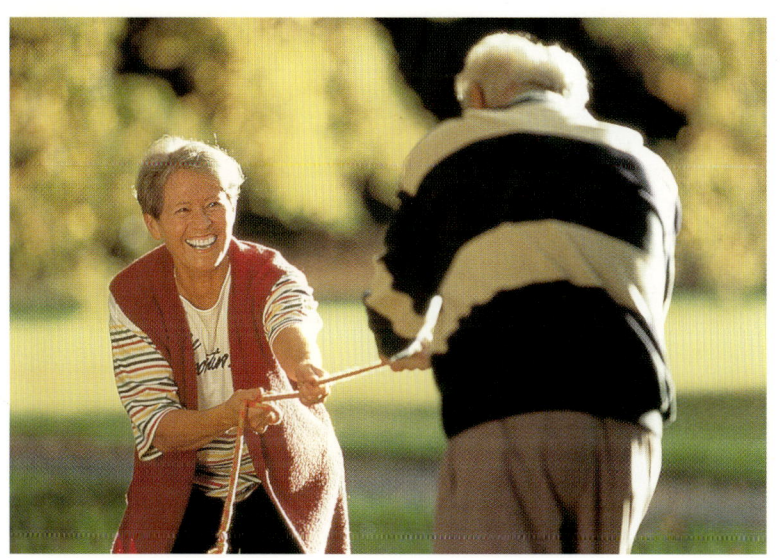

Älter zu werden, bedeutet nicht automatisch, an Osteoporose zu erkranken. Wer rechtzeitig – mit der richtigen Ernährung und viel Bewegung – für seine Knochen vorsorgt, kann bis ins hohe Alter fit und beweglich bleiben.

Geschlecht und Alter

Zwischen dem 30. und dem 35. Lebensjahr befindet sich unser Knochenumbau etwa im Gleichgewicht. Danach beginnt der genetisch festgelegte Knochenschwund, bei der Frau etwas stärker als beim Mann. Mit der Menopause und dem Abfall der Östrogenproduktion nimmt bei der Frau die Osteoporose mit Knochenbrüchen deutlich zu. Beim Mann nimmt das Knochenbruchrisiko hingegen besonders nach dem 75. Lebensjahr deutlich zu und beträgt dann mehr als 30 Prozent.

Nach dem 45. Lebensjahr – ein Bruch folgt dem anderen

Auch wenn man die Ursache heutzutage noch nicht kennt, so weiß man, dass sich das Risiko, einen weiteren Knochenbruch zu erleiden, verdoppelt, wenn ein vorausgegangener Knochenbruch bekannt ist. Es wurde gezeigt, dass ein einziger spontan aufgetretener Wirbelkörperbruch das Risiko weiterer Wirbelkörperbrüche um das Fünffache erhöht, und zwei oder mehr Brüche das Risiko sogar auf das Zwölffache steigen lassen.

Das Auftreten eines Knochenbruchs nach dem 40. Lebensjahr in Verbindung mit einer niedrigen Knochendichte bedeutet ein fünffach höheres Risiko, wieder einen Bruch zu erleiden.

Beeinflussbare Risikofaktoren

Wir können die Osteoporose weitgehend vermeiden oder stoppen, wenn wir all jene Risikofaktoren früh und konsequent ändern, die wir beeinflussen können.

Chronischer Bewegungsmangel

Die Osteoporose sucht sich ihre Opfer nicht willkürlich aus. Die Risikogruppe wird von genetischen Faktoren und spezifischen Umwelteinflüssen bestimmt. Es gibt aber wichtige Risikofaktoren, die wir ändern können und ändern müssen! Muskeltraining ist ein solcher Faktor, der auch den Knochen stärkt.

Fehlende körperliche Aktivität ist der wichtigste Risikofaktor für die Entstehung der Osteoporose und für ein erhöhtes Knochenbruchrisiko. Dies gilt auch für junge bettlägerige Patienten, die in wenigen Monaten bis zu 30 Prozent ihrer Knochenmasse verlieren und häufig Jahre brauchen, um ihre Ausgangsmasse an Knochen wieder zu erreichen. Stellt man einen Unterarmbruch mit einem Gipsverband drei Wochen lang ruhig, so verliert dieses Skelettareal ungefähr sechs Prozent Knochenmasse. Junge gesunde Astronauten müssen wegen der fehlenden Gravitationskraft im All spezielle Kraftübungen durchführen, und trotzdem verlieren sie etwa ein Prozent Knochenmasse pro Monat.

Auf der Erde sind Übungen gegen die Gravitationskraft wie Bergwandern oder Gewichtheben entscheidend für den Aufbau neuen Knochens. Es ist seit langem bekannt, dass eine regelmäßige Belastung des Knochens durch Muskelarbeit den Knochenaufbau fördert. Wenn wir uns aber zu wenig bewegen (durch Autofahren, Fernsehen, Computerarbeit, Gelenkerkrankungen usw.), ist die Muskelarbeit stark eingeschränkt, der Knochen wird entlastet und der Knochenabbau dadurch begünstigt. Es gibt also eine klare Abhängigkeit zwischen der Muskel- und der Knochenmasse.

Neue Untersuchungen zeigen, dass auch hochfrequente Klopfimpulse und Rüttelbewegungen die Muskulatur und die Knochen stärken können und vor allem zur schnelleren Heilung von Knochenbrüchen eingesetzt werden können. Zudem wissen wir auch, dass gerade im Alter eine Vielzahl von Gesundheitsstörungen durch Bewegung und Bewegungsübungen verhindert oder zumindest positiv beeinflusst werden können.

Bewegung – optimal für die Gesundheit

▶ Bewegung verlangsamt den Alterungsprozess.

▶ Bewegung normalisiert den Stoffwechsel und erhöht die Sauerstoffzufuhr.

▶ Bewegung bringt den Kreislauf in Schwung.

▶ Bewegung stärkt Herz und Lunge.

▶ Bewegung kräftigt die gesamte Muskulatur und fördert somit auch den Knochenaufbau.

▶ Bewegung trainiert die Gelenkigkeit und die Reflexe.

▶ Bewegung stärkt die Knochen und hemmt den Knochenabbau.

▶ Bewegung verbessert das Immunsystem.

▶ Bewegung wirkt sich positiv auf die Gefühle und die Stimmungslage aus.

▶ Bewegung schafft Möglichkeiten für soziale Kontakte.

Übermäßige sportliche Aktivität

Vor allem Hochleistungssportlerinnen von Ausdauersportarten, wie z. B. Langlauf, haben ein erhöhtes Osteoporoserisiko. Dauertraining, Diät und Gewichtskontrolle verursachen einen geringen Anteil an Körperfett, einen Abfall des Östrogenspiegels und unregelmäßige, sogar ausbleibende Periodenblutungen (Amenorrhö). Studien haben gezeigt, dass 25 bis 50 Prozent der weiblichen Athleten keine Menstruationsblutung mehr haben, vor allem wenn das Körperfett unter 18 Prozent abfällt. Die Gefahr von Belastungsbrüchen nimmt deutlich zu. Auch eine amerikanische Studie bestätigte den Zusammenhang zwischen Langlauf, Ernährung, Amenorrhö und Osteoporose.

Untergewicht

»Dünne Frauen, dünne Knochen.« Diesen engen Zusammenhang haben alle großen Studien über Osteoporoserisiken belegt. Schlanke und untergewichtige Frauen haben ein hohes Risiko für Knochenbrüche,

»All zu viel ist ungesund.« Dieser Satz gilt vor allem auch für den Bewegungsapparat. Vor allem bei Langstreckenläufern treten Ermüdungsbrüche auf, da die Knochenumbaueinheiten nicht mehr nachkommen, die vielen kleinen Mikrofrakturen wieder vollständig auszuheilen.

während übergewichtige Frauen weitgehend vor Osteoporose geschützt sind. Neben der höheren Gewichtsbelastung des Knochens werden fettleibige (adipöse) Frauen vor allem durch die höhere Östrogenproduktion in den vermehrten Fettzellen vor Osteoporose geschützt. Nach der Menopause werden bei Frauen weiterhin Nebennierenrindenhormone gebildet. Eines davon, das Androstendion, wird im Fettgewebe in Östrogen umgewandelt. Allerdings begünstigt Übergewicht bei einer bereits bestehenden Osteoporose Verformungen der Wirbelsäule, Wirbeleinbrüche und eine Abnutzung der Gelenke.

> Falls Sie Raucher sind, stellen Sie sofort und kompromisslos das Rauchen ein, den gefährlichsten Gesundheits- und Knochenräuber! Dies gilt vor allem für junge Frauen, die über die vielen Raucherjahre gesundheitlich besonders schwer geschädigt werden.

Zigarettenrauchen

Rauchen steht in engem Zusammenhang mit Lungenkrebserkrankungen und Herzinfarkt. Rauchen verdoppelt sogar das Osteoporoserisiko. Rauchen ist ein Schlüsselfaktor, der vermieden werden kann und natürlich auch muss, nimmt man seine Gesundheit ernst. Der genaue Mechanismus ist noch nicht bekannt, aber wahrscheinlich sind es viele chemische Substanzen im Tabak, die zu einem erhöhten Knochenabbau führen. Nikotin hemmt beispielsweise die Östrogenproduktion, fördert den Östrogenabbau in der Leber und bewirkt ein früheres Eintreten der Menopause. Es wäre also am besten, mit dem Rauchen so schnell wie möglich aufzuhören. Auch der Arzt kann dazu einige Tipps und Hilfestellungen geben, um möglichst einfach und nebenwirkungsfrei von der Nikotinsucht loszukommen.

Alkoholismus

Zuerst die gute Nachricht: Mäßiger Alkoholkonsum, wie beispielsweise ein Glas Wein zum Essen, erhöht sogar die Knochendichte. Zu viel Alkohol sowie Alkoholismus (Alkoholsucht) erhöhen das Osteoporoserisiko hingegen erheblich. Ein Grund dafür ist zweifellos die Tatsache, dass Alkoholiker häufig mangelernährt sind und an einem Leberschaden leiden. Ein zu hoher Alkoholkonsum wird auch als wichtige Ursache für die Osteoporose bei Männern angenommen. Versuchen Sie doch einmal, ein Glas Alkohol durch Mineralwasser zu ersetzen.

Fehlernährung

Unser Körper benötigt während des ganzen Lebens ausreichend Kalzium, Vitamin D sowie andere Mineralien und Vitamine. Bei einer ungenügenden Kalziumzufuhr durch die Nahrung holt sich der Organismus das lebenswichtige Mineral mit Hilfe des Parathormons aus den Knochenspeichern, mit der Konsequenz einer negativen Knochenbilanz über viele Jahre. Vor allem in der Jugend und während der Schwangerschaft ist es wichtig, den erhöhten Kalziumbedarf für die wachsenden Knochen über die Nahrung auszugleichen. Unausgewogene Diäten und ein zu hoher Konsum von Fett und Fleisch sowie von Salz und Koffein verursachen eine höhere Kalziumausscheidung und/oder eine geringere Kalziumaufnahme.

Hormonmangel

Frauen werden durch die Sexualhormone Östrogen und Gestagen vor dem Knochenschwund geschützt. Eine früh einsetzende Menopause ist aber ein wichtiger Risikofaktor, der mit dem Arzt besprochen werden muss, da mit dem Einsetzen der Wechseljahre die Östrogenproduktion herabgesetzt wird. Beim Mann verursacht ein Testosteronmangel Osteoporose und tritt u. a. bei Alkoholismus oder Magersucht (Anorexia nervosa) auf. Bei jungen Männern mit unklarer Osteoporose sollte immer der Testosteronspiegel im Blut bestimmt werden, um einen so genannten Hypogonadismus (eine Unterentwicklung oder verminderte Funktion der Geschlechtsdrüsen) frühzeitig zu erkennen. Das fehlende Testosteron kann bei dieser Erkrankung als Medikament in Form eines täglichen Hautpflasters ersetzt werden.

Bei jungen Männern mit Osteoporose kommen vor allem zwei Ursachen infrage: Nikotinmissbrauch und Testosteronmangel.

Medikamente

Bestimmte Medikamente sind richtige »Knochenräuber«. Die wichtigsten Substanzen sind das Kortison und seine Derivate (Glukokortikoide), die man bei einer großen Zahl von Erkrankungen erfolgreich in Form von Tabletten einsetzt: Asthma, Allergien, rheumatische Erkrankungen, entzündliche Dünndarmerkrankungen und andere Immunerkrankungen. Das Problem liegt darin, dass der Knochen umso dünner wird, je länger und je höher dosiert Kortisonpräparate gegeben werden. Patienten, die länger als ein Jahr mit Kortison behandelt werden müssen, werden eine Osteoporose mit hohem Knochenbruchrisiko entwickeln. Für einen Arzt bedeutet dies eine absolute Indikation für eine frühe Behandlung mit einem wirkungsvollen Osteoporosemedikament, den Bisphosphonaten. Eine Kortisongabe über wenige Tage oder lokal als Creme, Spray oder Injektion verabreicht stellt aber kein Risiko für Osteoporose dar. Es gibt aber auch eine Krankheit, bei der im Körper vermehrt Kortison produziert wird, das so genannte Cushing-Syndrom, ein Krankheitsbild, das u.a. mit Fettsucht, Vollmondgesicht, Hyperglykämie (erhöhter Zuckergehalt des Bluts) und Polyglobulie (abnorme Vermehrung der roten und weißen Blutkörperchen sowie der Blutplättchen) einhergeht.

> Jeder Patient, der länger als ein halbes Jahr mit Kortisonpräparaten (Tabletten oder Spritzen) systemisch behandelt wird, hat ein erhebliches Osteoporoserisiko und braucht einen Knochenschutz.

Sich genau über Wirkungsweisen informieren

Die Liste weiterer Medikamente ist noch lang, die bei chronischer Anwendung den Knochen schwächen: Schilddrüsenhormone, Lithium, Medikamente gegen Epilepsie, Heparin und andere Blutverdünner sowie aluminiumhaltige Säureblocker. Falls Sie solche Mittel einnehmen müssen, fragen Sie den Arzt bezüglich der Einwirkung auf den Knochen, und lassen Sie eine Knochendichtemessung als Ausgangswert durchführen. Dies gilt vor allem für Kortisonabkömmlinge wie das Prednison. Heute darf kein Knochen mehr durch eine Kortisongabe brechen! Es gibt dafür die richtigen Medikamente, um dies zu vermeiden. (Weitere Informationen zu »knochenräuberischen« Medikamenten finden Sie im Kapitel »Frühzeitig vorbeugen gegen Osteoporose auf Seite 59f.)

Fallneigung und »Stolpersteine« im Umfeld

Nahezu ein Drittel der älteren Menschen fallen wenigstens einmal im Jahr hin, aber nur fünf Prozent davon erleiden dabei einen Knochenbruch. Es ist daher leicht einzusehen, dass vor allem die Art des Fallens darüber entscheidet, ob es zu einem Bruch kommt oder nicht. Bei alten Menschen kommt außerdem erschwerend hinzu, dass der Schutzreflex des Abstützens mit den Armen reduziert ist und dass energieabsorbierendes Weichteilgewebe im Oberschenkelbereich fehlt. Bei einer bestehenden Osteoporose kann das Knochenbruchrisiko durch eine Reihe von gesundheitlichen Störungen und Stolpersteinen im Umfeld des Patienten erhöht werden: durch eine schlaffe Muskulatur, ungeschickte Bewegungen, fehlende oder verzögerte Schutzreaktionen beim Fallen, Aufregung und fahrige Bewegungen, Schwindel, kurze Ohnmachtsanfälle, Müdigkeit (auch medikamentös bedingt), Sehstörungen und Alkoholkonsum. Insbesondere beruhigende, angstlösende, antidepressive und blutdrucksenkende Medikamente und natürlich Schlafmittel verursachen ein höheres Fallrisiko und eine Verringerung des Schutzreflexes beim Fallen. Hinzu kommen – gerade bei älteren Menschen – Stolperfallen in der Wohnung, wie beispielsweise Telefonkabel, Treppen, Teppichkanten, fehlende Haltegriffe oder fehlende rutschfeste Beläge im Bad und ganz besonders eine schlechte Ausleuchtung der Räume.

Bauen Sie konsequent Stolperfallen in Ihrer Wohnung und Umgebung ab. Stärken Sie die Muskulatur mit gezieltem Training, und üben Sie die Schutzreflexe beim Fallen.

Ihr persönliches Risikoprofil

▶ Leiden oder litten Ihre Eltern oder Ihre Geschwister an Osteoporose?

▶ Sind Sie untergewichtig?

▶ Rauchen Sie?

▶ Trinken Sie viel Alkohol?

▶ Ernähren Sie sich eher kalziumarm?

▶ Nehmen Sie knochenräuberische Medikamente ein (z. B. Kortison, Mittel gegen Epilepsie, Heparin, Marcumar® etc.)?

▶ Haben Sie eine knochenräuberische Krankheit (beispielsweise chronische Polyarthritis, Lungenerkrankungen, Diabetes mellitus)?

▶ Bewegen Sie sich wenig bzw. treiben Sie keinen Sport?

▶ Hatten Sie bereits einen Knochenbruch?

Wenn Sie mehr als drei Fragen mit Ja beantwortet haben, ist Ihr Risiko, an Osteoporose zu erkranken, erhöht.

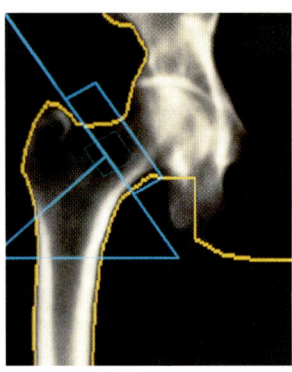

Die Diagnoseverfahren bei Osteoporose sind für den Patienten nicht belastend.

Die Diagnose der Osteoporose

Neben der Erkennung und Verhütung von Risikofaktoren ist heute eine frühe Diagnosestellung entscheidend für eine erfolgreiche Behandlung chronischer Krankheiten: Das Einstellen des Rauchens vermeidet Lungenkrebs und Gefäßleiden, eine fettarme Diät verhindert Herzinfarkt und Schlaganfall, regelmäßige Mammografien lassen Brustkrebserkrankungen im heilbaren Stadium entdecken, das prostataspezifische Antigen (PSA) im Bluttest entlarvt den Prostatakrebs.

Vorsorgeuntersuchung – auch der Knochen

Unter Bagatelltrauma versteht man, wenn ein Knochenbruch bereits bei einem geringfügigen Stoß auftritt. Diese Brüche bezeichnet man auch als pathologische Frakturen, die stets hinsichtlich ihrer Grundkrankheit abgeklärt werden müssen. Manchmal können sich sogar Knochenmetastasen, eine tumoröse Knochenzerstörung, dahinter verbergen.

Auch bei der Osteoporose ist die Frühdiagnostik entscheidend, denn es ist einfacher und preiswerter, Knochenbrüche zu verhindern, als sie wieder reparieren zu müssen. Die Osteoporose bleibt lange Zeit unbemerkt – bis uns ein schmerzhafter Wirbeleinbruch oder sogar ein Oberschenkelhalsbruch im Rahmen eines Bagatelltraumas mit unseren brüchigen Knochen konfrontiert.

So selbstverständlich wie wir heute eine Krebsvorsorgeuntersuchung durchführen, so wichtig ist es, zuverlässige Informationen über Stärke oder Schwäche der Knochen zu gewinnen – vor allem dann, wenn Risikofaktoren bekannt sind.

Die beiden Schlüsselfragen, die nach einer Untersuchung zuverlässig beantwortet werden müssen, sind:

▶ Wie viel Knochenmasse habe ich momentan?
▶ Wie schnell verliere ich an Knochenmasse?

Wissen ist Macht, dies gilt besonders bei der Osteoporose, da sie im frühen Stadium heilbar ist. Blut- und Urintests oder die Abklärung von Risikofaktoren geben nur statistische Aussagen über die Wahrscheinlichkeit, schon an Osteoporose erkrankt zu sein oder später daran zu erkranken, nicht aber, wie stark unsere Knochen gerade sind.

Die Knochendichtemessung

Die einzige Möglichkeit, die Diagnose einer Osteoporose möglichst früh, also vor dem Auftreten von Knochenbrüchen, zu stellen, ist die Knochendichte direkt zu messen. Knochendichtemessungen, im Amerikanischen auch bone mineral density (BMD) tests genannt, bestimmen die Knochendichte an verschiedenen Teilen des Skeletts und erlauben eine Risikoaussage für später auftretende Knochenbrüche. Wenn Sie bereits einen Bruch haben, wird diese Messung eingesetzt, um die Diagnose einer Osteoporose zu bestätigen. Die Knochendichtemessung gibt dabei folgende Informationen:

▶ Sie entdeckt eine Osteoporose noch vor dem Auftreten von Knochenbrüchen.

▶ Sie sagt das Risiko einer späteren Osteoporose voraus.

▶ Sie zeigt die Rate des Knochenverlusts (»Progression«) in Kontrollmessungen.

▶ Sie dokumentiert die Wirksamkeit oder auch Erfolglosigkeit einer Behandlung.

Verschiedene Messmethoden

Es gibt verschiedene Möglichkeiten, um den Zustand des Knochengewebes zu messen. Der untersuchende Arzt wird Sie genau beraten, welche Methode für Sie persönlich die sinnvollste ist.

Röntgenaufnahme

Röntgenaufnahmen des Skeletts, beispielsweise Aufnahmen der Wirbelsäule und der Hüfte, zeigen Verluste an der Knochensubstanz erst, wenn bereits 30 bis 40 Prozent der Knochenmasse verloren gegangen sind. Sie sind daher für eine Frühdiagnose nicht geeignet. Sie sind aber sehr wertvoll darin, bereits abgelaufene und unbemerkt verlaufene Knochenbrüche nach Art und Lage zu entdecken. Gleichzeitig können schmerzhafte Gelenkveränderungen mit abgeklärt werden. Im Rahmen der Basisdiagnostik werden stets Röntgenaufnahmen der Lendenwirbelsäule in zwei Ebenen durchgeführt, um störende Einflüsse für

Bei Rücken- oder Kreuzschmerzen sind Röntgenaufnahmen der Lenden- und Brustwirbelsäule in zwei Ebenen nach wie vor eine obligate Untersuchung. Damit lassen sich Einbrüche der Wirbelkörper, aber auch schmerzhafte Abnutzungserscheinungen der Wirbelgelenke (Spondylosen) erkennen.

die Knochendichtemessung in diesem Bereich nicht zu übersehen: Verkrümmungen der Wirbelsäule, Gefäß- und Lymphknotenverkalkung, Wirbeleinbrüche, Verkalkungen der Wirbelgelenke sowie der Bandscheiben.

DXA-Methode

Die DXA-Methode, auch DEXA genannt, ist heute die populärste und ausgereifteste Messmethode. DEXA ist eine Abkürzung für »dual energy x-ray absorptiometry«, wobei zwei Energiestrahlen unterschiedlicher Intensität durch bestimmte Skelettregionen hindurchgeschickt werden. Da das Knochengewebe Röntgenstrahlen besonders gut abschwächt, lässt sich aus der Menge der Strahlung, die durch den Knochen gelangt, die Masse des Mineralgehalts des Knochens mittels Computer errechnen. Gemessen wird vor allem die Lendenwirbelsäule von vorne oder von der Seite sowie die Hüfte.

Wichtige Vorteile dieser Methode sind:

▶ Sie greift kein Organ an und ist auch keine Belastung für den Patienten.

▶ Sie dauert nur wenige Minuten und ist außerdem preiswert (ungefähr 30 DM).

▶ Sie hat eine sehr geringe Strahlenbelastung (nur ein zehntel bis ein hundertstel einer normalen Röntgenaufnahme) und ist daher ideal für jährliche Kontrollmessungen.

▶ Sie misst die für die Osteoporose empfindlichsten und knochenbruchgefährdeten Skelettstellen (Lendenwirbelsäule und Hüfte).

▶ Sie misst sehr genau (nur ein Prozent Ungenauigkeit) und ist daher ideal für Kontrollmessungen.

Quantitative Computertomografie

Die quantitative Computertomografie (QCT) ist die beste Methode, um einen frühen Verlust an trabekulärem Knochen (siehe dazu Seite 8) der Wirbelsäule zu entdecken. Diese Methode dauert ungefähr 20 Minuten und hat eine höhere Strahlenbelastung als die DXA-Untersuchung, ist also für häufige Kontrollmessungen nicht so gut geeignet. Spezielle kleine Geräte messen an den Fingern und am Handgelenk

Die Knochendichtemessung ist heute im Rahmen der Vorbeugung und Behandlung der Osteoporose unentbehrlich. Messungen am Stammskelett mit modernen Röntgengeräten und geschultem Personal erlauben eine genaue Beurteilung der Knochendichte und damit des Knochenbruchrisikos. Sie erlaubt aber nur eine Beurteilung der Dichte im gemessenen Bereich und darf nicht auf das gesamte Skelett kritiklos übertragen werden.

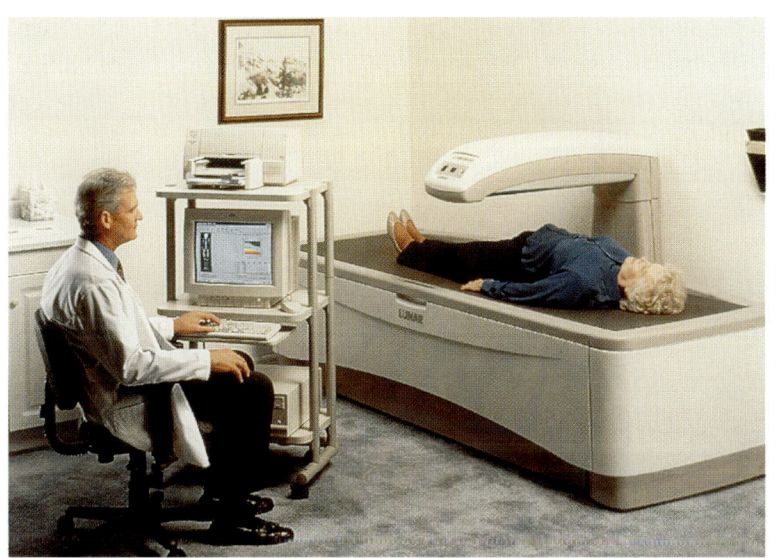

Die DXA-Methode erlaubt eine sehr exakte Knochendichtemessung. Das kostengünstige Verfahren ist besonders gut für die jährlichen Kontrolluntersuchungen bei an Osteoporose erkrankten Personen geeignet.

(PQCT genannt); diese Messergebnisse dürfen aber nicht unkritisch auf das Gesamtskelett übertragen werden. Sie geben nur eine – wenn auch genaue – Aussage über das gemessene Areal. Messungen im Hüftbereich sind mit den üblichen Geräten nicht möglich. Die Zukunft der Computertomografie wird in der direkten Darstellung der Architektur der Knochenbälckchen mittels Hochauflösung liegen.

Ultraschall

Ultraschalltechniken werden bereits mit Erfolg bei vielen Erkrankungen durchgeführt. Bei der Osteoporose wird die Geschwindigkeit und/oder die Ablenkung der Schallwellen im Bereich des Knochens gemessen. Die Methode wird wegen der Einfachheit der Anwendung immer populärer, es muss aber erst noch geklärt werden, was eigentlich gemessen wird und welche Aussagekraft diese Methode hinsichtlich der Vorhersage von Knochenbrüchen hat. Gemessen werden vor allem die Ferse und die Finger. Die Ultraschallmethode wird sich wegen ihrer einfachen Anwendung als Screening-Methode durchsetzen, kann aber noch nicht die DXA-Messung im Bereich der Wirbelsäule und der Hüfte ersetzen.

Die Ultraschallmessung an den Fingern und an der Ferse ist eine einfache Untersuchung, die sich vor allem für die Vorsorge und das »Screening« (Herausfiltern von Risikopatienten) anbietet. Ihre klinische Aussagekraft und Genauigkeit wird derzeit in groß angelegten Studien untersucht.

Bei der DXA-Methode wird die Knochendichte im Bereich des oberen, d.h. proximalen Oberschenkelknochens (Femur) gemessen und anschließend ausgewertet. Eine solche Computerauswertung zeigt die Abbildung auf Seite 35.

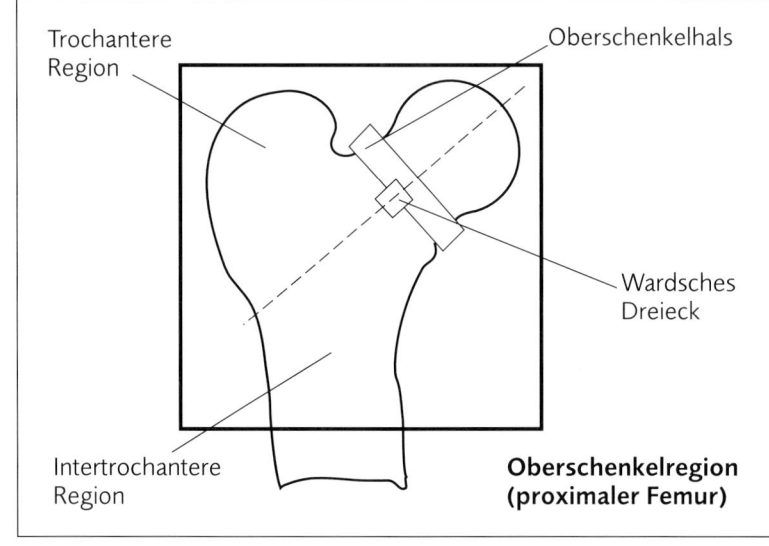

Trochantere Region

Oberschenkelhals

Wardsches Dreieck

Intertrochantere Region

Oberschenkelregion (proximaler Femur)

Welche Knochen sollen gemessen werden?

Von einer Messung in der Peripherie (Finger, Unterarm, Ferse) darf niemals automatisch auf das Gesamtskelett geschlossen werden. Damit werden die Patienten häufig unnötigerweise verunsichert und als Knochenbruchrisikoträger angesehen.

Ein Grundsatz besagt, dass jede Knochendichtemessung nur eine Aussage über das gemessene Gebiet erlaubt. Wir wissen aber, dass sich eine Osteoporose ganz unterschiedlich in den Skelettanteilen äußern kann. Am frühesten und stärksten betroffen werden in der Regel Skelettareale mit hohem Anteil an trabekulärem, spongiösem Knochen (siehe Seite 8), also vor allem die Wirbelkörper und die Hüfte. Dort ereignen sich die folgenschwersten Knochenbrüche. Wir messen also immer die Lendenwirbelsäule und die Hüfte. An der Wirbelsäule werden vier Lendenwirbelkörper einzeln und gesamt gemessen. Die Messungen der Hüfte setzen sich aus vier Regionen zusammen: Oberschenkelhals, Trochanterregion, Intertrochanterregion und Wardsches Dreieck. Werden später Kontrollmessungen durchgeführt, so müssen diese Regionen wieder exakt eingestellt werden. Es empfiehlt sich daher, dass Kontrollmessungen immer mit demselben Gerät und möglichst vom selben Untersucher durchgeführt werden. Falls im Röntgenbild Verkalkungen der Aorta (Hauptschlagader) nachzuweisen sind, empfiehlt es sich, die Lendenwirbelsäule von der Seite zu messen.

Eine regelmäßige Messung ist notwendig

Häufig besuchen mich besorgte Frauen, die mir eine Messung der Finger vorlegen mit der Diagnose einer »schweren Osteoporose mit sehr hohem Knochenbruchrisiko«. Eine DXA-Messung der Lendenwirbelsäule und Hüfte ergibt dann häufig normale Knochenwerte. Dabei handelt es sich nicht um abweichende oder gar falsche Werte, sondern vielmehr um unterschiedliche Dichtewerte in verschiedenen Skelettbereichen. Die Diagnose einer generalisierten Osteoporose darf niemals mit einem einzelnen peripheren Messwert gestellt werden. DXA-Messungen zur Therapiekontrolle müssen immer an derselben Stelle und mit demselben Messgerät in der Regel in jährlichen Abständen durchgeführt werden.

Der Wert der DXA-Messung liegt wegen der Strahlenarmut in der jährlichen Kontrollmessung zur Beurteilung des Therapieerfolges.

Wer soll zur Knochendichtemessung gehen?

Zurzeit wird die Knochendichtemessung noch nicht für alle Frauen empfohlen. Im Rahmen eines Vorsorgeprogramms ist diese Messung ebenso wichtig wie andere bereits anerkannte Untersuchungen, z. B. EKG, Blutdruckmessung, Urinuntersuchung, Blut im Stuhl, kleines Blutbild, Cholesterin im Blut und Mammografie. Eine Knochendichtemessung ist billig, einfach durchzuführen und erleichtert eine spätere Diagnose. Zurzeit wird sie nur bei Frauen mit mehreren Risikofaktoren empfohlen, z. B. wenn die Frau in der Postmenopause keine Östrogenersatzbehandlung erhält, früh in die Menopause kommt oder eine Familienvorgeschichte mit Osteoporose vorweist.

Weitere Indikationen für Knochendichtemessungen

▶ Unklare Abnahme der Körpergröße im Alter
▶ Unklare Rückenschmerzen, früher aufgetretene Knochenbrüche
▶ Gelenkerkrankungen mit Bewegungseinschränkung
▶ Langzeitige Einnahme (länger als ein halbes Jahr) von Medikamenten wie Kortison, Marcumar®, Heparin oder Antiepileptika
▶ Schilddrüsen- und Epithelkörperchenüberfunktion

▶ Transplantierte Patienten (vor allem Niere, Leber, Lunge und Herz)
▶ Niedrige Sexualhormonwerte in jüngeren Jahren
▶ Chronische Erkrankungen oder Operationen, die Knochenschwund auslösen können, beispielsweise Dünndarmerkrankungen und Magenoperationen

Nach den Richtlinien der WHO (Weltgesundheitsorganisation) wird heute die Osteoporose nach den Knochendichtewerten in der Lendenwirbelsäule oder der Hüfte definiert.

Die Untersuchung

Für den Patienten ist die Knochendichtemessung sehr einfach und unproblematisch. Alle Tests sind absolut schmerzfrei. Man muss weder irgendwelche Tabletten einnehmen, noch bekommt man eine Spritze. Auch braucht man für die Untersuchung nicht nüchtern zu sein, und man muss sich noch nicht einmal ausziehen. Man liegt während der Untersuchung auf einem Tisch mit einer weichen Unterlage, und in nur wenigen Minuten wird das jeweilige zu messende Skelettgebiet mit einem Messarm überfahren, der den Körper nicht berührt.

Was die Knochendichtemessung aussagt

Die Knochendichtewerte liegen sofort nach der Messung als Dokument vor und werden in Gramm pro Quadratzentimeter ausgedrückt. Die Weltgesundheitsorganisation (WHO) hat nun diagnostische Kriterien festgelegt, die Dichtewerte der gemessenen Person mit denen eines normalen jungen Erwachsenen (»maximale Knochendichte«) zu vergleichen. Dieser Vergleich beruht auf der Standardabweichung (SD), ein statistischer Wert, der besagt, wie viel eine Person unter dem Normalwert liegt. Dieser Wert wird von Experten auch als T-score bezeichnet. Im Allgemeinen entspricht eine Abnahme der Knochendichte von 10 bis 15 Prozent gegenüber einem normalen jungen Erwachsenen ungefähr 1 SD.

Wann eine Therapie notwendig ist

Experten der WHO haben festgelegt, dass eine Knochendichtemessung mit mehr als 2,5 SD (–2,5 SD), ungefähr 20 bis 35 Prozent Abnahme der Knochenmasse, unterhalb dem Normalwert eines jungen Er-

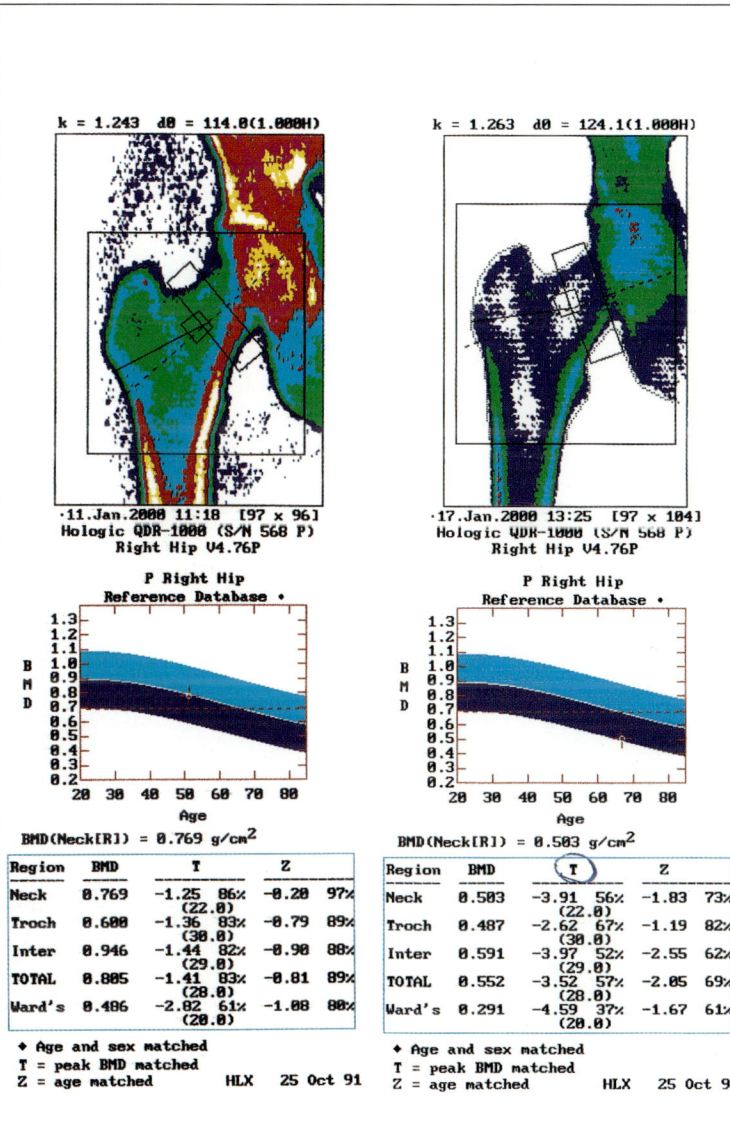

Die zahlreichen Messdaten des Computers müssen mit dem klinischen Bild und vor allem mit dem Röntgenbild der Lendenwirbelsäule in Einklang gebracht werden. So kann z. B. eine mitgemessene verkalkte Hauptschlagader (»Aortenkalk«) fälschlicherweise eine normale oder sogar erhöhte Knochendichte vortäuschen. Durch die Anwendung der Knochendichtemessung in den Händen kritikloser und unerfahrener Kollegen ist die Methode in den letzten Jahren zu Unrecht angegriffen worden.

Die Beurteilung der vom Computer gelieferten Ergebnisse erfordert sehr viel Erfahrung vonseiten des untersuchenden Arztes.

wachsenen die Diagnose einer therapiebedürftigen Osteoporose bedeutet. Sind zusätzlich bereits Knochenbrüche bekannt, so spricht man von schwerer, manifester Osteoporose. Dichtewerte zwischen 1 und 2,5 SD unterhalb der Norm (–1 und –2,5 SD) werden als Osteopenie bezeichnet. Osteopenie bedeutet verminderte Knochendichte, aber noch ohne klinische Erkennbarkeit. Diese Personen sind nicht krank, sollten aber Schritte zur Vorbeugung gegen einen weiteren Knochenschwund einleiten. Der T-Score (siehe Seite 34) legt die Diagnose fest, während der ebenfalls gemessene Z-Score zwar nicht für die Diagnose verwendet wird, aber den Vergleich mit »Normalpersonen« im gleichen Alter und mit dem gleichen Geschlecht erlaubt.

Die Einteilung der Osteoporose in Schweregrade erlaubt uns die Anwendung eines Stufenplans in der Behandlung.

Einteilung der Osteoporose

Die Osteoporose wird heute einheitlich nach dem messbaren Knochenmineralgehalt und dem klinischen Bild (Knochenbrüche) in Schweregrade eingeteilt (nach H. W. Minne).

Schweregrad 0

Knochenmineralgehalt niedrig (T-Score zwischen –1 und –2,5 SD), keine Knochenbrüche. Dieser Bereich der Knochendichte wird als Osteopenie oder im Amerikanischen als borderline osteoporosis bezeichnet. Bei diesen Patienten können Behandlungsmaßnahmen in aller Ruhe begonnen und über Kontrollmessungen der Knochendichte angepasst werden. In der Regel liegen zwischen dieser Risikostufe und dem Auftreten erster Knochenbrüche mehrere Jahre.

Schweregrad 1

Knochenmineralgehalt in einer Messung deutlich erniedrigt (T-Score unter –2,5 SD), aber noch keine Knochenbrüche. Dieser Bereich der Knochendichte wird definitionsgemäß als messtechnische Osteoporose bezeichnet. Erste Knochenbrüche können jetzt schon bei geringen

Anlässen erfolgen. Es steht keine Zeit mehr zur Verfügung, fraglich wirksame Therapieansätze zu versuchen. Bisphosphonate sind bereits das Medikament erster Wahl.

Schweregrad 2

Knochenmineralgehalt deutlich erniedrigt (T-Score unter –2,5 SD), erste Wirbelkörperbrüche oder Einbrüche. Das Risiko weiterer Knochenbrüche hat sich vervielfacht. Eine sofort eingeleitete konsequente und medikamentöse Behandlung wird etwa zwei Jahre in Anspruch nehmen, bis das Risiko wieder deutlich abgesenkt ist. Schmerztherapie und Rehabilitationsmaßnahmen nehmen an Bedeutung zu.

Schweregrad 3

Knochenmineralgehalt deutlich erniedrigt (T-Score unter –2,5 SD), mehrere Knochenbrüche. Jetzt sind nicht nur Wirbelkörper eingebrochen, sondern auch andere Teile des Skeletts wie Oberschenkelhals oder Unterarm betroffen (»extravertebrale Frakturen«). Schmerztherapie und Rehabilitation sind wesentlich. Eine medikamentöse Behandlung ist immer noch sinnvoll, um wenigstens das Fortschreiten des Knochenschwunds zu begrenzen.

Die häufigste Knochenkrankheit

Betrachten wir den chronischen Verlauf einer Osteoporose, so gleicht er dem anderer Volkskrankheiten wie Diabetes mellitus, Bluthochdruck und Fettstoffwechselstörungen. Auch die Zuckerkrankheit beginnt schleichend, und der erhöhte Blutzucker verursacht keine spezifischen Beschwerden. Die schwere Beeinträchtigung erlebt der Zuckerkranke erst mit den Spätkomplikationen, wie beispielsweise Erblinden, Herzinfarkt, Nierenschäden und Gefäßverschlüssen. Auch Patienten mit Bluthochdruck sind lange beschwerdefrei, bis sie nach vielen Jahren z. B. einen Schlaganfall erleiden und sich ihr Leben da-

Wie viele andere chronische Krankheiten bleibt die Osteoporose lange stumm und verrät sich spät, aber plötzlich mit einem schwer wiegenden Ereignis (»Komplikation«). Umso wichtiger ist auch hier eine konsequente Vorsorge.

durch völlig verändert. Auch erhöhte Fette im Blut bleiben lange unerkannt, bis ein Herzinfarkt auftritt. Bei all diesen Krankheiten ist ein frühes Erkennen des Risikos und eine konsequente Umstellung des Lebensstils von großer Wichtigkeit.

Rückenschmerzen und Abnahme der Körpergröße

Ein »Zähnezusammenbeißen« bei akuten Rückenschmerzen nützt wenig, es kann sogar gefährlich sein. Bei allen anhaltenden und zunehmenden Rückenbeschwerden sollte daher unbedingt ein Arzt aufgesucht werden. Jeder akute und chronische Rückenschmerz oder Kreuzschmerz bedarf einer sorgfältigen Abklärung. Eine Röntgenaufnahme der Wirbelsäule lässt einen Wirbeleinbruch oder Abnützungen der Wirbelgelenke (Spondylarthrose) erkennen. Je nach Beschwerdebild und Untersuchungsbefund kann sogar die Durchführung einer teuren Computer- oder Magnetresonanztomografie zur sicheren Abklärung nötig sein. Es können sich oft nur Muskelverspannungen, manchmal aber auch schwere Erkrankungen wie Wirbeleinbruch, Bandscheibenvorfall, Tumorwachstum und sogar ein Herzinfarkt dahinter verbergen.

Chronischer Rückenschmerz ist ein vielschichtiges Symptom und muss konsequent abgeklärt werden. Vor allem muss eine bösartige Grundkrankheit ausgeschlossen sein.

Fehlende Festigkeit der Knochen

Bei der Osteoporose wird der akute Schmerz durch einen Einbruch oder gar Bruch eines Wirbelkörpers verursacht. Die Patienten geben nicht selten an, sogar ein Geräusch des Brechens oder Knackens im Rücken gehört zu haben, verbunden mit einem einschießenden, stechenden Schmerz im Rücken. Demgegenüber beruht der chronische Osteoporoseschmerz vor allem auf einer Fehlstatik des Achsenskeletts durch Über- und Fehlbelastung von Muskulatur, Sehnen, Bändern und Gelenken. Das Zusammenbrechen der Wirbelkörper führt zur erheblichen Größenabnahme der Patienten. Durch Rumpfverkürzung kann der untere Rippenbogen sogar den Beckenkamm berühren. Dabei kommt es zu charakteristischen Hautfalten vom Rücken zu den Flanken (»Tannenbaumphänomen«) sowie zur Vorwölbung des Bauchs

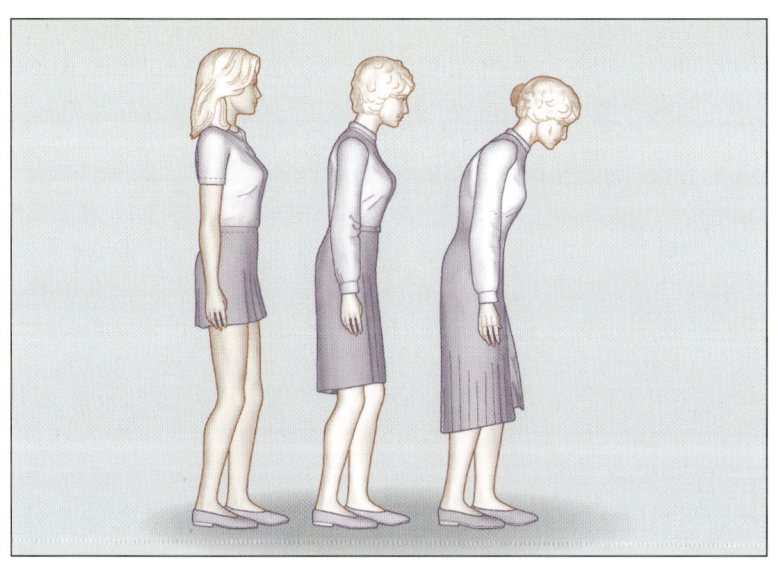

Bei der Osteoporose kann es zu keilförmigen Einbrüchen der Wirbelkörper kommen. Ist davon die Brustwirbelsäule betroffen, neigt sie sich nach vorne, und es entwickelt sich der so genannte Witwenbuckel – er kann natürlich auch bei Männern vorkommen und heißt dann entsprechend Witwerbuckel.

(»Osteoporosebäuchlein«). Der Körperschwerpunkt liegt weiter vorne, der Gang ist unsicher, langsam und in kleinen Schritten, um stärkere Erschütterungen der Wirbelsäule zu vermeiden. Mit der Gangunsicherheit ist ein erhöhtes Fall- und Knochenbruchrisiko verbunden. Der keilförmige Einbruch der Brustwirbel führt zum typischen Rundrücken (»Witwen-« bzw. »Witwerbuckel«). Es gibt aber noch drei andere Ursachen, kleiner zu werden, die nichts mit Osteoporose zu tun haben, wie eine schlechte Körperhaltung, ein Bandscheibenschaden oder eine Muskelschwäche.

»Knochenmarker« und andere Labortests

Wird alter Knochen abgebaut und neuer Knochen gebildet, so entstehen Abbauprodukte, die in das Blut und schließlich in den Urin abgegeben werden. Die Abbauprodukte, insbesondere die des Kollagens, werden auch Knochenmarker genannt. Es gibt heute Blut- und Urintests, um diese Produkte nachzuweisen und Aussagen über die Geschwindigkeit des Knochenumbaus zu treffen. Damit kann auch das

Wir haben heute das diagnostische und therapeutische Rüstzeug, die osteoporosetypische Verunstaltung des Körpers und die damit verbundene Einschränkung in der Beweglichkeit gänzlich zu vermeiden.

Ansprechen der Therapie beurteilt werden. Diese Tests erlauben aber nicht die Diagnosestellung einer Osteoporose und können auch die Knochendichtemessung nicht ersetzen.

Blut und Urin liefern aussagefähige Werte

Parameter der Knochenneubildung sind vor allem die alkalische Knochenphosphatase, das Osteokalzin und das Osteonektin. Als Parameter des Knochenabbaus dienen vor allem Kollagenquervernetzungsprodukte (»Cross-links«), die in das Blut freigesetzt und mit dem Urin ausgeschieden werden: Desoxypyridinolin, Cross-link-Telopeptide und β-Cross-laps. Der Urinmarker Hydroxyprolin sollte nicht mehr verwendet werden, da heute knochenspezifischere Mittel zur Verfügung stehen. Bei der ursächlichen Abklärung der Osteoporose sind einige wenige und preiswerte Untersuchungen des Bluts und Urins wichtig: Blutkörperchensenkung, kleines Blutbild, Kalzium, Phosphat, alkalische Phosphatase und Nierenfunktionswerte. In Sonderfällen werden im Blut noch Vitamin D, Parathormon, Schilddrüsen- und Sexualhormone gemessen, um zugrunde liegende Ursachen (sekundäre Osteoporose) und andere Knochenkrankheiten von der Osteoporose ohne nachweisbare Grundkrankheit (primäre Osteoporose) abzugrenzen.

Knochenmarker beschreiben die Dynamik des Knochenumbaus und werden vor allem zur Beurteilung des Therapieerfolgs eingesetzt.

Sekundäre Osteoporosen

Jede endgültige Diagnose einer als »postmenopausal« oder »senil« eingestuften primären Osteoporose beinhaltet den Ausschluss einer sekundären Osteoporose. Die Bezeichnung »sekundär« umschreibt eine bestimmte Grundkrankheit, die zum Knochenschwund führt und einer ursächlichen Behandlung bedarf. Nach der Literatur stellen sich zehn Prozent aller weiblichen und 50 Prozent aller männlichen Osteoporosefälle als sekundär heraus. Eine sorgfältige Befragung und Untersuchung ist daher nötig, um wichtige Grundkrankheiten zu entdecken und eine sofortige Behandlung einzuleiten. Oft verstecken sich bösartige, entzündliche, angeborene, infektiöse, medikamentöse, hämatologische (Blutkrankheit) oder nephrologische (Nierenkrankheit) Erkrankungen hinter einem auffälligen Knochenschwund. So werden z. B. angeborene Knochenkrankheiten wie die Glasknochenkrankheit (Osteogenesis imperfecta) mit einer primären Osteoporose verwechselt, obwohl die Diagnosestellung in der Regel sehr einfach ist: eine typische Familiengeschichte und Nachweis blauer Skleren (blaue Lederhaut der Augen). Größte Bedeutung kommen den endokrin bedingten Osteoporosen zu, unter denen nicht selten die symptomarme Schilddrüsenüberfunktion (Hyperthyreose) älterer Patienten übersehen wird. Knochenmetastasen und bösartige Blutkrankheiten wie Leukämie, Plasmozytom und Lymphom können ebenfalls eine Osteoporose verursachen und mit einfachen Blutuntersuchungen entdeckt werden. Auch die Verwechslung der Osteomalazie, bei Kindern als Rachitis (mangelhafte Verkalkung des Knochengewebes) bezeichnet, mit einer Osteoporose ist folgenschwer, da die Osteomalazie nur mit Vitamin-D-Gaben heilbar ist. Bei älteren Patienten beobachtet man häufig ein Mischbild von Osteoporose und Osteomalazie (Osteoporomalazie), so dass sich eine systematische Vitamin-D-Gabe im Alter bewährt hat.

Wann ist eine Knochenbiopsie nötig?

Über 90 Prozent aller Osteoporosepatienten können mit der Knochendichtemessung und wenigen einfachen Untersuchungsmethoden diagnostiziert werden. Es gibt aber immer noch einige Situationen, bei denen eine direkte mikroskopische Untersuchung des Knochengewebes zur Diagnosestellung nötig ist. Dies gilt für alle ungewöhnlich verlaufenden Osteoporosen und insbesondere bei jungen Patienten. Sobald eine zugrunde liegende Knochenmarkerkrankung oder ein bösartiger metastasierender Prozess vermutet wird, ist eine Knochenbiopsie klar indiziert und liefert oft eine überraschende Diagnose. Die Gewebeprobe wird ambulant mittels einer dünnen Nadel vom hinteren Beckenkamm entnommen, und der Eingriff ist komplikationslos durchzuführen. Für den bloßen Nachweis eines Knochenschwunds ist jedoch eine Knochenbiopsie nicht mehr nötig.

Hinter jeder unklaren Osteoporose können sich unterschiedliche Grundkrankheiten verstecken. Häufig gehen diese von Nieren, Leber, Lunge, Herz oder Blutbildung aus. Um diese Grundkrankheiten zu erkennen, sind Patientenbefragung, körperliche Untersuchung und wenige Blutuntersuchungen nötig. Stets muss auch eine bösartige Krankheit ausgeschlossen werden. Dazu ist oft die Knochenbiopsie als letzter diagnostischer Schritt nötig.

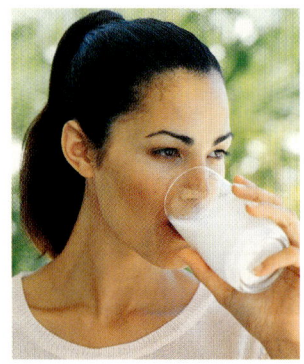

Milch und Milchprodukte liefern den Knochen das wichtige Kalzium.

Frühzeitig vorbeugen gegen Osteoporose

Gesund, aktiv und ohne Knochenbrüche zu leben, ist ein großes Ziel für jeden von uns, besonders im höheren Alter. Und tatsächlich ist dieses Ziel für Millionen von Menschen heute erreichbar, wie Studien gezeigt haben. Niemand muss heute mehr darauf warten, bis es zu einem Knochenbruch kommt. Osteoporose ist vermeidbar und im frühen Stadium sogar heilbar. Wenn sich in der Knochendichtemessung keine Osteoporose zeigt und wenn keine nennenswerten Risikofaktoren vorliegen, bietet sich das folgende Vorsorgeprogramm an, mit dem Osteoporose vermieden werden kann. Wichtig ist aber, dass Sie sofort mit dem Programm anfangen und konsequent dabei bleiben.

Kalziumreiche Ernährung

Eine umfangreiche Aufklärung der Bevölkerung und konsequente Vorsorge gegen Osteoporose würde unser Gesundheitssystem finanziell extrem entlasten. Ein erfolgreiches Vorsorgeprogramm bedeutet aber auch, dass wir bereit sein müssen, unseren Lebensstil zu überdenken und zu ändern.

Kalzium ist das wichtigste Mineral zur Vermeidung und zur Behandlung der Osteoporose. Ein Erwachsener hat mehr als ein Kilogramm Kalzium im Körper, wovon sich 99 Prozent im Skelett und in den Zähnen befinden.

Die Prävention der Osteoporose beginnt schon in der Kindheit mit dem Aufbau des Skeletts. Kalziumreiche Kost liefert das Baumaterial, um bis zum 25. Lebensjahr das Erwachsenenskelett mit der maximalen Knochendichte zu vollenden. Kinder und Jugendliche brauchen bis zu viermal mehr Kalzium pro Körpergewicht als Erwachsene. Je nach Alter sollen 500 bis 1500 Milligramm Kalzium pro Tag zugeführt werden. Auch bei gewichtsbewussten Jugendlichen wird dieses Ziel mit kalziumreicher, fettarmer Kost, wie beispielsweise mit fettarmer Milch, fettarmem Käse, Joghurt, kalziumangereicherten Säften und Brotarten, durchaus erreicht. Je stabiler unser Knochen im jugendlichen Alter angelegt wird, desto länger profitieren wir davon im Alter.

Auch nach der Menopause ist es noch nicht zu spät, mit einer knochenbewussten Ernährung zu beginnen, obwohl gerade in dieser Übergangzeit mit dem Abfall des Östrogenspiegels ein dramatischer Knochenschwund mit Knochenbrüchen auftreten kann. Studien haben gezeigt, dass 80 Prozent aller Frauen nach der Menopause mit durchschnittlich 800 Milligramm pro Tag zu wenig Kalzium über die Nahrung zuführen. 1500 Milligramm Kalzium sollten täglich in dieser Phase erhöhten Knochenabbaus angestrebt werden.

Die empfohlene tägliche Kalziumaufnahme

Säuglinge
▶ Bis sechs Monate: 210 Milligramm pro Tag
▶ Sechs bis zwölf Monate: 270 Milligramm pro Tag
Kinder und Jugendliche
▶ Ein bis drei Jahre: 500 Milligramm pro Tag
▶ Vier bis acht Jahre: 800 Milligramm pro Tag
▶ 9 bis 18 Jahre: 1500 Milligramm pro Tag
Erwachsene
▶ 19 bis 50 Jahre: 1200 Milligramm pro Tag
▶ 51 Jahre und älter: 1500 Milligramm pro Tag
Schwangere und stillende Frauen
▶ 14 bis 18 Jahre: 1500 Milligramm pro Tag
▶ 19 bis 50 Jahre: 1400 Milligramm pro Tag

Wertvolle Kalziumlieferanten

Eine ausreichende Kalziumversorgung ist heute vor allem mit Milch und Milchprodukten (Käse, Joghurt, Quark) möglich. Besonders kalziumreich sind Milch und Hartkäse. Die Laktose in der Milch sorgt zusätzlich für eine bessere Aufnahme des Kalziums. Eine zusätzliche Kalziumquelle sind frisches grünes Gemüse, Obst und Getreideprodukte vor allem aus Vollkorn. Bei Patienten mit Milchallergie bieten sich besonders Fruchtsäfte an, die mit Kalzium angereichert wurden. Die Fruchtsäure in den Säften steigert die Kalziumresorption zusätz-

Die »Top Ten« der kalziumreichen Gemüsesorten:
▶ Artischocken
▶ Brokkoli
▶ Rosenkohl
▶ Grünkohl
▶ Karotten
▶ Sellerie
▶ Bohnen
▶ Gartenkresse
▶ Petersilienblätter
▶ Lauch

Ausreichende Kalziumaufnahme ist die Basis jeder Osteoporosebehandlung. In der Regel ist dies mit entsprechender kalziumreicher Kost möglich. Hilfreich können kalziumreiche Mineralwässer oder Kalziumtabletten sein.

Ihr persönlicher Kalzium-Check-up

	Ja	Nein
Sind Sie allergisch auf Milchprodukte?	❏	❏
Meiden Sie Milch oder Käse zu den Mahlzeiten?	❏	❏
Haben Sie in der Jugend Milchprodukte abgelehnt?	❏	❏
Nehmen Sie Ihre Kalziumbrausetablette auf einmal?	❏	❏
Führen Sie eine Schlankheitsdiät ohne Milch durch?	❏	❏
Sind Sie der Meinung, dass Sie keine Kalzium- zufuhr brauchen?	❏	❏
Trinken Sie mehr als zwei Tassen Kaffee täglich?	❏	❏
Essen Sie fett- und eiweißreich?	❏	❏
Nehmen Sie zum Kalzium- auch ein Eisenpräparat?	❏	❏
Trinken Sie täglich mehr als zwei Dosen eines Colagetränks?	❏	❏
Konsumieren Sie täglich mehr als zwei alkoholische Getränke?	❏	❏

Auswertung
Wenn Sie drei Fragen mit Ja beantworten, haben Sie ein erhöhtes Osteoporoserisiko, bei fünf Ja-Antworten liegt ein stark erhöhtes und kontrollbedürftiges Risiko vor.

Salat »Italia«
(für 2 Personen)
Zutaten: 100 g Rucola, 100 g Champignons, 2 EL Olivenöl, 1 EL Balsamicoessig, Jodsalz, Pfeffer, 10 Kirschtomaten, 50 g Pecorino oder Parmesan
Zubereitung: Rucola waschen, abtropfen lassen und grob zerkleinern, Champignons waschen, putzen und in Scheiben schneiden. Aus Öl, Essig, Salz und Pfeffer eine Marinade anrühren und über den Salat geben. Den Salat auf Tellern anrichten, Tomaten halbieren und rings um den Salat legen. Mit grob geriebenem Käse bestreuen.
Enthält pro Portion 335 mg Kalzium.

lich auf bis zu 40 Prozent, gegenüber 30 Prozent bei Milchprodukten. Der Zusatz von Vitamin D erhöht nochmals die Aufnahme von Kalzium über den Darm.

Ein Mineralwasser mit hohem Kalziumgehalt trägt ebenfalls zu einer positiven Kalziumbilanz bei. Die Kalziumwerte können im Wasser allerdings sehr unterschiedlich sein und reichen von etwa 10 bis 650 Milligramm pro Liter Mineralwasser.

Bei allen Lebensmitteln ist aber zu beachten, dass bestimmte »Knochenräuber« wie die Oxalsäure in manchen Gemüsesorten, das Koffein sowie ein hoher Anteil von Zucker, Salz, Phosphat, Fett und Eiweiß die Aufnahme von Kalzium im Organismus dramatisch behindern können.

Nahrungsergänzungsmittel mit Kalzium – sinnvoll oder nicht?

Eine zusätzliche Zufuhr in Form von Kalziumtabletten zur Osteoporosebehandlung oder -vorbeugung sollte immer nur in Absprache mit dem behandelnden Arzt erfolgen.

Interessant bei der Einnahme von Kalziumtabletten ist allerdings, dass nur ein Teil der Kalziummenge in den Tabletten vom Organismus aufgenommen (resorbiert) wird. Bei der Verwendung von 500 Milligramm Kalziumkarbonat werden beispielsweise nur 200 Milligramm Kalzium aufgenommen. Die beste Resorption wird dabei mit Kalziumzitrat erzielt, da diese Verbindung keine Magensäure benötigt. Zudem schützt sie gegen die Bildung von Nierensteinen und beeinträchtigt nicht die Eisenaufnahme.

Kalziumanteil in häufig verwendeten Kalziumsalzen

Die folgenden Angaben zeigen Ihnen den Kalziumgehalt von Kalziumpräparaten (bezogen auf 1000 Milligramm des jeweiligen Kalziumsalzes):

▶ Kalziumkarbonat: 400 Milligramm Kalzium (40 Prozent)
▶ Kalziumphosphat: 388 Milligramm Kalzium (39 Prozent)
▶ Kalziumzitrat: 241 Milligramm Kalzium (24 Prozent)
▶ Kalziumlaktat: 184 Milligramm Kalzium (18 Prozent)
▶ Kalziumglukonat: 93 Milligramm Kalzium (9 Prozent)

Tipps zur effektiven Kalziumeinnahme

▶ Kalzium wird idealerweise mit der Nahrung aufgenommen. Vor allem Laktose (Milchzucker) in der Milch, Vitamin C sowie eine geringe Menge an Fett und Eiweiß in der Nahrung fördern die Kalziumaufnahme über den Darm.

▶ Vermeiden Sie die gleichzeitige Einnahme von isolierten Ballaststoffen (beispielsweise Vollkornprodukte, Hülsenfrüchte, Obst, Nüsse, Kräuter und verschiedene – oftmals getrocknete – Pilzsorten), da diese die Kalziumresorption hemmen.

▶ Wenn Sie ein Kalziumpräparat wählen, dann am besten eines, das als Kalziumsalz das oben erwähnte Kalziumzitrat enthält. Es kann am besten vom Organismus aufgenommen werden.

Vertragen Sie Milchprodukte schlecht, oder haben Sie sogar eine »Milchallergie«, so stehen Ihnen kalziumangereicherte Obstsäfte oder Nahrungsstoffe, die die Kalziumresorption fördern, zur Verfügung.

Auf Seite 44 und auf den folgenden Seiten finden Sie in den Randspalten eine Auswahl an Rezepten für kalziumreiche Köstlichkeiten.

Das beeinflusst die Kalziumaufnahme

Positiv	Negativ
Vitamine A, C, D	Alter, Menopause
Bestimmte Spurenelemente	Oxalatreiche Kost
Etwas Eiweiß	Zu viel Eiweiß
Fettarme Lebensmittel	Fett- und phosphatreiche Kost
Laktose (Milchzucker)	Dünndarmerkrankungen
Magensäure	Wenig/fehlende Magensäure
Aminosäuren	Körperlicher/psychischer Stress
Körperliche Aktivität	Körperliche Inaktivität

Paprikaboot
(für 2 Personen)
Zutaten: 2 rote Paprikaschoten, 150 g Mozzarella, 250 g Tomaten, frisches Basilikum, 70 g geriebener Parmesan, 50 g Joghurt (3,5 % Fett), Jodsalz, Pfeffer
Zubereitung: Paprika waschen, längs halbieren und putzen. Käse und Tomaten würfeln. Basilikum waschen und fein schneiden. Mit Parmesan und Joghurt vermischen, mit Salz und Pfeffer würzen. Masse in die Paprikahälften füllen. Eventuell noch mit etwas Parmesan bestreuen und für 15 Minuten bei 200 °C überbacken.
Enthält pro Portion 790 mg Kalzium.

▶ Verteilen Sie die Kalziummenge über den Tag auf mehrere Einzelgaben, und nehmen Sie als Einzeldosis nicht mehr als 500 Milligramm ein. Eine Kalziumgabe vor dem Zubettgehen verhindert den Knochenschwund in der Nacht.

▶ Nehmen Sie kein Kalziumpräparat zusammen mit fettreicher Nahrung ein.

▶ Achten Sie darauf, dass Sie Kalzium nicht mit einem Eisenpräparat oder stark eisenhaltigen Lebensmitteln kombinieren. Diese beiden Substanzen gehen eine unlösliche Verbindung ein und können dann vom Körper nicht mehr aufgenommen werden.

Ein Tipp für alle Eltern

Informieren Sie Ihre Kinder über die Bedeutung des Kapitals Knochenmasse, die so genannte peak bone mass, die Spitzenknochenmasse, die bereits in der Kindheit und Jugend aufgebaut wird (siehe dazu Seite 11ff.). Stellen Sie eine ausreichende Kalziumzufuhr für Ihre Kinder sicher, da starker Knochen vor allem in der Wachstumsphase gebildet wird. Achten Sie also darauf, dass Ihre Kinder ausreichend Milch und Milchprodukte (z. B. Joghurt, Quark und Käse) sowie grüne Blattgemüse (z. B. Grünkohl und Spinat) und frische Kräuter (z. B. Basilikum, Dill oder Petersilie) zu sich nehmen.

Gesundheitstipp – kalziumreicher Frucht-Milch-Becher

Testen Sie doch einmal folgenden köstlichen, kalziumreichen Frucht-Milch-Becher. Dieser Drink enthält ungefähr 500 Milligramm Kalzium, die halbe Tagesdosis eines Erwachsenen. Außerdem ist der Drink kalorien- und fettarm.

Zutaten: 125 ml fettarme Milch, 1 Becher Natur- oder Fruchtjoghurt, 1 Hand voll Erdbeeren, Bananenscheiben, Heidelbeeren oder Ananasscheiben, 2 Eiswürfel, 1 TL Zucker oder Honig, 1 Schuss Gin

Zubereitung: Geben Sie die Zutaten in einen hohen Mixbecher, und mischen Sie das Ganze gründlich mit einem Handmixer durch.

Vitaminreiche Ernährung

Vitamin D – für die Kalziumaufnahme unabdingbar

Die Zugabe von Vitamin D erhöht den Aufbau stabiler Knochen durch die bessere Aufnahme von Kalzium und Phosphat aus dem Darm und durch die bessere Reifung und Mineralisation der Knochengrundsubstanz. 400 bis 800 I. E. (internationale Einheiten) werden täglich für einen gesunden Knochen gebraucht. Ein tägliches Sonnenbad von etwa 15 Minuten wäre nötig, um diese Vitaminmenge selbst produzieren zu können. Die heutigen Lebensverhältnisse, die Verwendung von Sonnenschutzcremes sowie die Angst vor Hautkrebserkrankungen schließen die Eigenversorgung mit Vitamin D (fast) aus. Hinzu kommt, dass im Alter die Umsetzung des Sonnenlichts in Vitamin D gegenüber der Situation in der Jugend um die Hälfte nachlässt. Eine tägliche Zufuhr von 800 bis 1000 I. E. Vitamin D als Tablette zum Essen ist daher sinnvoll und auch preiswert.

Weitere »knochenfreundliche« Vitamine

Doch auch andere Vitamine sind für einen gesunden Knochen wichtig. Vitamin C wird für die Reifung des Kollagens benötigt, stimuliert die knochenaufbauenden Zellen und begünstigt die Kalziumresorpti-

Kalziumpower
(für 1 Person)
Zutaten: 1 Vollkornsemmel, 30 g Emmentaler, 1 frische Feige, 1 TL gehackte Haselnüsse
Zubereitung: Vollkornsemmel halbieren und mit Käse belegen. Feige schälen, in Scheiben schneiden und auf der Semmel verteilen. Mit Nüssen bestreuen.
Enthält 376 mg Kalzium.

Wegen des erhöhten Hautkrebsrisikos kommen wir immer weniger an die Sonne. Die Folge ist ein zunehmender Vitamin-D-Mangel, den wir über die Nahrung ausgleichen müssen. Neben Kalziumzufuhr ist daher die Gabe von Vitamin D unumgänglich.

on. 60 Milligramm Vitamin C ist die Mindestmenge pro Tag, idealerweise sollte ein Gramm des Vitamins zugeführt werden. Vitamin A ist ein fettlösliches Vitamin und beeinflusst die Entwicklung der Knochenzellen. 5000 I. E. Vitamin A werden täglich empfohlen. Vitamin K ist uns in seiner Bedeutung bei der Blutgerinnung bekannt, es spielt jedoch auch eine wesentliche Rolle in der Synthese des Osteokalzins, einem Baustein der Knochengrundsubstanz. Vitamin K vermittelt das Anheften des Kalziums an die Knochenmatrix. Auch bei der Knochenbruchheilung ist dieses Vitamin nötig und sollte in einer Menge von rund 200 Mikrogramm täglich zugeführt werden. Vitamin B12 und Folsäure spielen ebenso eine wichtige Rolle für gesunde Knochen.

> Auch die Vitamine C und K spielen beim Aufbau des Kollagens und der Ausreifung des Knochens eine wichtige Rolle. Eine genügende Zufuhr über die Nahrung ist sicher sinnvoll. Vor allem in Kohl und dunkelgrünen Gemüsesorten befinden sich hohe Werte an Vitamin K. Außerdem gibt es hier Tropfen und Kaudragees in Dosen von 10 bis 20 Milligramm.

Bewegung – viel und regelmäßig

Damit alle notwendigen Baumaterialien auch in das Knochengerüst eingebaut und nicht wieder über die Nieren ungenützt ausgeschieden werden, ist ausreichend Bewegung erforderlich. Der Bewegungsapparat (Knochen, Sehnen, Gelenke und Muskeln) ist dazu da, um sich gegen die Schwerkraft zu behaupten und sich fortzubewegen. Bei jeder Bewegung übertragen die Sehnen den Zug und Druck der Muskeln auf die Knochen. Dieser physikalische Reiz motiviert die Knochenzellen, neue Knochenmasse aufzubauen, egal, ob die jeweiligen Personen 20 oder 80 Jahre alt sind. Wer nicht trainiert, verliert etwa fünf bis zehn Prozent Muskelmasse pro Lebensjahrzehnt, das bedeutet ebenfalls einen Verlust an Knochenmasse. Knochen und Muskeln sind nach Form und Funktion ein voneinander abhängiges System.

Bewegung hält die Knochen jung

Das Geschlecht, das Alter oder die Familiengeschichte können wir nicht ändern, wohl aber unsere körperliche Aktivität. Bewegung stärkt nicht nur unsere Knochen, sondern auch unsere Gelenke und Muskeln. Wer körperlich fit ist, behält die Sicherheit beim Gehen und Balancieren, hat eine gute Durchblutung und einen stabilen Blutdruck und neigt weniger zu Schwindelattacken – und Stolpern ist vielfach eine Folge von Schwindelattacken. Alle Personen, die regelmäßig körperlich trainieren, zeigen auch kürzere Erholungs- und Schmerzzeiten im Fall eines Knochenbruchs. Training muss nicht übertrieben sein, aber es muss regelmäßig erfolgen. Studien haben gezeigt, dass Frauen, die täglich eine halbe Stunde spazieren gehen, einen deutlich festeren Knochen haben als Frauen, die sehr viel sitzen.

Training im Alltag

Benutzen Sie einfach einmal keine Rolltreppe mehr, sondern nehmen Sie die Treppe. Jede Bewegung ist wichtiger für die Vermeidung der Osteoporose als alle Medikamente. Die besten Übungen für den Knochen sind solche, die gegen die Schwerkraft gerichtet sind: Treppensteigen, Laufen, Bergwanderungen, Radfahren, vorsichtiges Gewichtheben und Sprungübungen. Wer es nicht schafft, täglich 30 Minuten zu trainieren, sollte einfach versuchen, regelmäßig mehrere kurze Übungsteile zu machen. Sportliche Aktivität verbessert aber nicht nur den Knochen, sondern auch das Lebensgefühl. Allerdings wird eine sportliche Betätigung, die nur wenig Spaß macht, gar nicht oder nur

Wir haben das Skelett, um uns gegen die Gravitationskraft zu behaupten. Somit sind alle Bewegungsübungen, die gegen die Gravitationskraft gerichtet sind, besonders knochenstärkend. So hat beispielsweise ein Gewichtheber besonders starke Knochen.

Knochen wollen gefordert werden, damit sie gesund bleiben: Versuchen Sie daher, sich sooft wie möglich körperlich zu betätigen. Radfahren ist hierfür ein idealer Sport, denn es trainiert zusätzlich hervorragend das Herz-Kreislauf-System.

selten ausgeführt. Man sollte daher aus der Vielfalt der Möglichkeiten diejenigen aussuchen, die einem am besten gefallen und die man auch gerne regelmäßig ausüben möchte. Ideal ist eine Sportart, die möglichst viele Muskelgruppen aktiviert und die keine Beschwerden oder gar Schmerzen bereitet.

Gezieltes Training

Wer mehr für seinen Knochen tun will, kann Ausdauersportarten betreiben oder sogar in Fitnessstudios gezieltes Krafttraining betreiben. Ein ausgewogen trainierter Mensch mit Blick auf die Knochengesundheit baut drei Trainingsarten in sein Programm ein: Ausdauer, Kraft und Beweglichkeit. Dabei bieten Sportvereine heute eine Fülle von Sportmöglichkeiten an, die die schweißtreibenden Tätigkeiten auch mit Vergnügen und gesellschaftlichem Engagement verbinden. Eine Altersgrenze gibt es nicht. Gerade bei älteren Menschen ist ein Bewegungsprogramm mit Übungen zur Koordination sowie ein Muskulatur- und Gleichgewichtstraining besonders wichtig als Beitrag zur Sturzprophylaxe. Den größten Zuwachs an Knochen durch körperliches Training erzielen vor allem junge Menschen. In der Jugend wird der Grundstock für gesunden Knochen im Alter gelegt. Von diesem Kapital hängt es ab, wann die Knochenmasse in den späteren Jahren unter die kritische Knochenbruchschwelle rutscht. Umgekehrt machen Zeiten der Unbeweglichkeit den Zugewinn an Knochenmasse wieder zunichte. Bettlägerige junge Patienten ebenso wie beispielsweise gesunde Astronauten verlieren in wenigen Wochen bis zu 30 Prozent der Knochenmasse. Nicht nur bei den Gelenken, auch beim Knochen gilt daher das Sprichwort: »Wer rastet, der rostet.«

Welches Trainingsprogramm ist für Sie das beste?

Wenn Sie von Ihrem Arzt grünes Licht für sportliche Aktivitäten bekommen haben, können Sie Ihr persönliches Trainingsprogramm – nach Ihrem eigenen Spaßfaktor – zusammenstellen. Der Übungsplan ist in zwei Teile gegliedert:

Astronauten und immobile Patienten zeigen einen rasanten Knochenschwund, teilweise bis zu 30 Prozent Knochenverlust in wenigen Wochen. Patienten mit Lähmungen nach Schlaganfall oder unter Beatmung sind ebenfalls besonders gefährdet.

Ausdauer- (aerobe) Übungen

Der erste Teil besteht aus Ausdauerübungen mit hoher Sauerstoffzufuhr. Fette und Kohlenhydrate werden durch den Sauerstoffverbrauch zu Kohlendioxid und Wasser abgebaut, und ATP (Adenosintriphosphat) wird hergestellt, ein Kraftstoff, der für die Muskelkontraktion notwendig ist. Aerobe Übungen sind beispielsweise Gehen, Laufen, Tanzen, Schwimmen, Treppensteigen, Seilspringen und Radfahren. Die meisten Übungen sind »gewichtbelastend«, weil entweder durch Schwer- oder durch Muskelkraft Druck auf den Knochen ausgeübt wird. Eine zusätzliche Gewichtsbelastung verbessert auch die Herz-Kreislauf-Fitness. Ein kurze Aufwärmphase und eine schrittweise Zunahme des Schwierigkeitsgrads halten die Verletzungsgefahr niedrig.

Krafttraining und Gymnastikprogramm

Zusätzlich zu den aeroben Übungen sollte auch ein besonderes Muskel- und Knochenaufbauprogramm absolviert werden, das sich auf ganz bestimmte Körperpartien konzentriert. So können beispielsweise die Schulter-, Rücken- oder Bauchmuskeln intensiv trainiert werden. Zu diesem Zweck kann auch mit leichten Hanteln, Expandern oder mit einem Thera-Band® gearbeitet werden.

Stellen Sie sich selbst ein individuelles Knochenaufbauprogramm zusammen, das Sie konsequent im Alltag umsetzen.

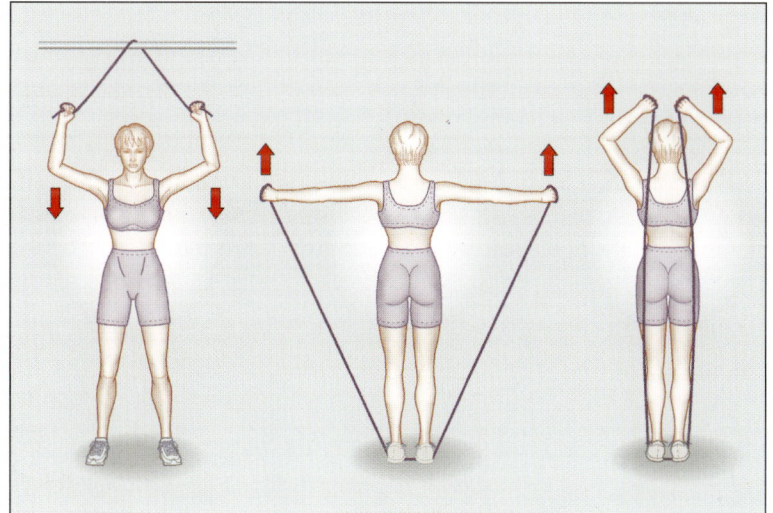

Führen Sie die Übungen mit dem Thera-Band® oder einem ähnlichen Trainingsgerät immer nur langsam und in aufgewärmtem Zustand durch. Die Verletzungsgefahr wäre sonst zu groß. Wiederholen Sie jede Übung zehnmal.

51

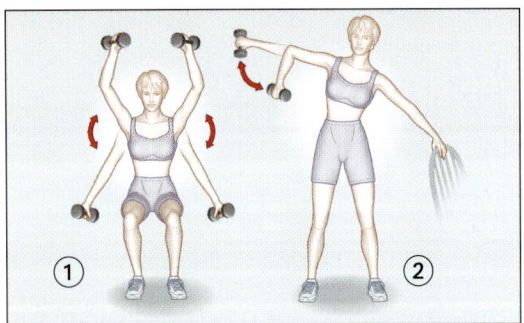

1 Mit geradem Rücken in die Hocke gehen, Hanteln langsam auf- und abbewegen. 2 Bei waagerechtem Oberarm den Unterarm beugen und strecken. Jede Seite 10-mal.

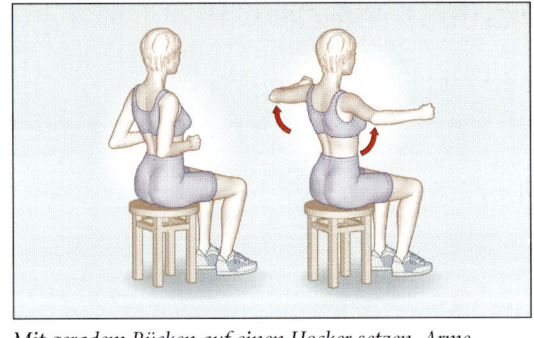

Mit geradem Rücken auf einen Hocker setzen. Arme anwinkeln, anspannen und langsam, mit Kraft, die Oberarme in die Waagerechte bringen. 20-mal.

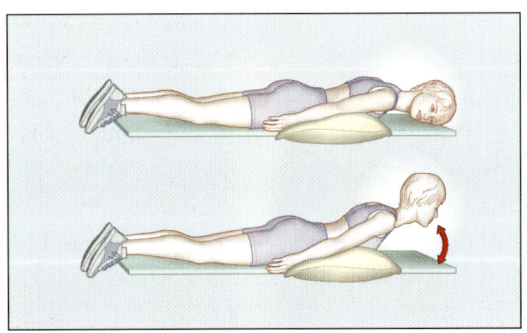

Auf den Bauch auf ein Kissen legen. Rücken- und Bauchmuskulatur anspannen, Kopf langsam anheben, 10 Sekunden halten, legen. 10-mal.

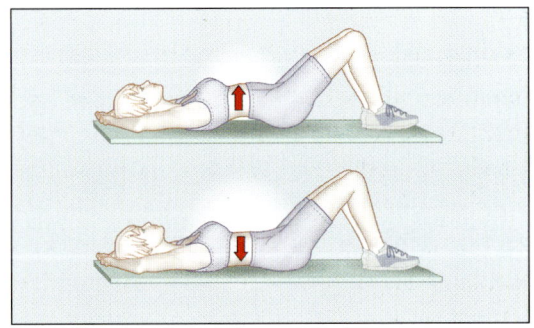

Auf den Rücken legen, Hände hinter dem Kopf verschränken. Bauchmuskeln anspannen, Bauch anheben, 10 Sekunden halten, abheben. 10-mal.

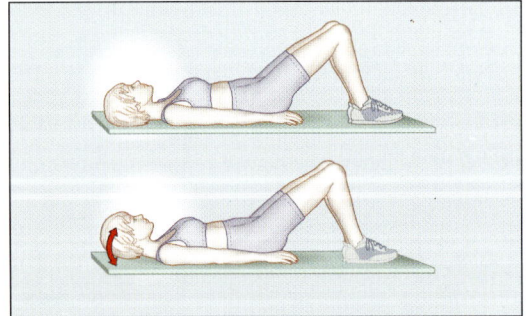

Auf den Rücken legen, Füße aufstellen. Bauchmuskeln anspannen, Kopf leicht anheben, 10 Sekunden halten, ablegen. 10-mal.

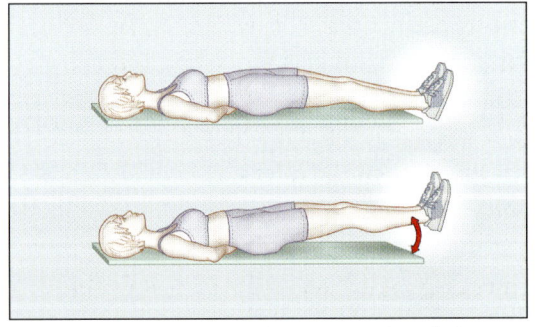

Auf den Rücken auf die Hände legen. Bauchmuskeln anspannen, Beine gestreckt anheben, 10 Sekunden halten, ablegen. 10-mal.

Schluss mit dem Rauchen

Jeder hat es selbst in der Hand, mit dem Rauchen aufzuhören, um damit sein Osteoporoserisiko um die Hälfte zu senken und auch seinen allgemeinen Gesundheitszustand zu verbessern. Frauen, die täglich eine Schachtel Zigaretten rauchen, haben beispielsweise in der Menopause zehn Prozent weniger Knochenmasse als Nichtraucherinnen. Studien haben außerdem belegt, dass Raucher besonders häufig und früh Wirbelkörperbrüche erleiden und zudem eine verzögerte Knochenbruchheilung haben.

Die Gefahren des Nikotins

Rauchen schädigt den Knochen vor allem über den Weg einer Lebervergiftung, die ihrerseits zu einer verminderten Aktivierung von Vitamin D und zu einem schnelleren Abbau des Östrogens führt. Experten vermuten, dass der antiöstrogene Effekt des Rauchens die gesamte Wirkung einer Östrogentherapie in der Menopause aufhebt. So betrachtet ist eine junge Raucherin aus dem Blickwinkel des Knochens bereits im Stadium der Menopause. Beim Mann senkt Rauchen den Testosteronspiegel erheblich und führt somit – wie bei der Frau – ebenfalls zum Knochenschwund. Bei Rauchern werden im Körper außerdem Substanzen in höherer Konzentration gefunden, die den Knochen schädigen, wie beispielsweise Kadmium, Blei und unzählige andere toxische Substanzen. Durch die Beeinträchtigung der Lungenfunktion in Form eines Emphysems (Lungenüberblähung) oder einer chronischen Bronchitis kommt es zudem zu einer deutlich verminderten Sauerstoffaufnahme, die schließlich ihrerseits dem Knochenstoffwechsel schadet und dem Aufbau von neuer Knochenmasse entgegenwirkt.

Nikotin ist ein Suchtmittel, und es ist daher nicht leicht, einfach von einem Tag auf den anderen mit dem Zigarettenrauchen aufzuhören. Es gibt aber Entwöhnungsprogramme und zahlreiche Hilfen, beispielsweise eine Akupunktur- oder Hypnosebehandlung sowie autogenes Training, die mit dem Arzt besprochen werden können.

Rauchen ist eine bewusste Schädigung der Gesundheit. Auch der Knochen wird angegriffen und löst sich buchstäblich in Rauch auf. So haben Raucherinnen im Schnitt fünf bis zehn Prozent weniger Knochenmasse als Nichtraucherinnen. Männliche Raucher jeden Alters erleiden besonders häufig Wirbelbrüche und haben sogar ein höheres Osteoporoserisiko als gleichaltrige Frauen, die nie geraucht haben.

»Knochenräuber« Nahrung

Es gibt einige »Knochenräuber«, die wir selbst entdecken und meiden können und müssen. Das Rauchen wurde bereits erwähnt, aber es gibt noch andere Knochendiebe, die nicht sofort als schädlich erkannt werden und gerade deshalb in ihrer Gesamtheit die Knochen schwinden lassen.

Alkohol

Alkohol in höheren Mengen ist eine toxische Substanz, die unseren Körper vielfältig schädigt, u. a. auch unsere Knochen. Alkoholiker sind in der Regel unterernährt und nehmen zu wenig Kalzium, Magnesium, Vitamin C, Vitamin B6 und andere für den Knochen wichtige Bausteine auf. Hoher Alkoholkonsum hemmt außerdem auch die Resorption dieser Baustoffe und schädigt die Leber, ein wichtiges Organ für die Aktivierung von Vitamin D. Zudem schädigt Alkohol auch direkt die Knochenzellen und verursacht den Schwund der für die Stabilität des Knochens so wichtigen Knochenbälkchen im Inneren der Knochen. Schließlich haben Alkoholiker einen niedrigen Testosteronspiegel, der ebenso zur Osteoporose beiträgt.

Koffein

Koffein wird schon lange mit Osteoporose in Verbindung gebracht. Es befindet sich vor allem im Kaffee, aber auch in Tee, Colagetränken und sogar in Schokolade. Eine große amerikanische Studie konnte zeigen, dass Krankenschwestern mit hohem Kaffeekonsum (mehr als sechs Tassen pro Tag) ein dreifach höheres Osteoporoserisiko hatten als solche, die keinen Kaffee tranken. Andere Studien belegten, dass bereits zwei Tassen Kaffee pro Tag (200 bis 300 Milligramm Koffein) mit einem höheren Osteoporoserisiko verbunden sind. Die Ursache: Koffein bewirkt eine gesteigerte Ausscheidung von Kalzium über den Urin. Vor allem Personen mit niedriger Kalziumaufnahme werden daher besonders getroffen. Das verminderte Kalzium im Blut führt zu einer erhöhten

---

Käsecreme

(für 4 Personen)
Zutaten: 100 g Bergkäse,
250 g magerer Speisequark, 2 EL Schlagsahne,
1 rote Paprikaschote,
2 EL gemischte Kräuter,
Jodsalz, Pfeffer
Zubereitung: Käse fein reiben, mit Quark und Sahne verrühren. Paprika waschen, putzen und klein würfeln. Kräuter hacken, mit Salz und Pfeffer unter die Käsecreme mischen. Dazu schmecken Pellkartoffeln.
Enthält pro Portion 320 mg Kalzium.

Koffeingehalt beliebter Getränke

Kaffee (1 Tasse)	80–150 Milligramm
Schwarzer Tee (1 Tasse)	10–50 Milligramm
Eistee (1 Glas)	10–40 Milligramm
Kakao (1 Tasse)	4 Milligramm
Schokolade (1 Tasse)	5 Milligramm
Coca Cola (1 Dose)	46 Milligramm
Pepsi-Cola (1 Dose)	38 Milligramm
Dr. Pepper (1 Dose)	40 Milligramm
Red Bull (1 Dose)	60 Milligramm

Parathormonausschüttung und damit zu einer erhöhten Freisetzung von Kalzium aus dem Knochen und zum Knochenschwund. Wenn man nicht bereit ist, den Kaffeekonsum einzuschränken, sollte man zum Ausgleich der negativen Kalziumbilanz z.B. weniger Zucker verwenden und auf jede Tasse Kaffee eine Tasse Milch trinken.

Zucker

In den vergangenen 100 Jahren hat unser Zuckerkonsum sage und schreibe um das 1000fache zugenommen. Ungefähr die Hälfte der Kohlenhydrataufnahme wird heute mit Zucker abgedeckt. Wir wissen aus vielen Studien, dass vor allem der hohe Zuckerkonsum für viele degenerative Erkrankungen verantwortlich ist, wie z.B. für Diabetes mellitus, Arthritis, Karies, Herzinfarkt, Schlaganfall und auch für Osteoporose. Zucker ist ein reiner Kalorienlieferant, liefert also keine wertvollen Nährstoffe. Im Gegenteil, die Weiterverarbeitung des Zuckers in unserem Körper verbraucht viele wichtigen Vitamine und erhöht die Ausscheidung wichtiger Nährstoffe wie Kalzium, Magnesium und anderer Mineralien über die Nieren. Ferner behindert Zucker die Kalziumaufnahme im Darm und stimuliert die Säureproduktion im Magen – ein weiterer Knochenräuber. Vor allem die Kombination von Koffein und Zucker, wie z. B. in stark gezuckertem schwarzem Kaf-

Green Dream
(für 4 Personen)
Zutaten: 6–8 EL Kräuter (Gartenkresse, Petersilie, Schnittlauch), 800 ml Buttermilch, Zitronensaft, Jodsalz, Pfeffer
Zubereitung: Kräuter fein hacken und mit der Buttermilch verrühren. Mit Zitrone, Salz und Pfeffer abschmecken. Gekühlt servieren.
Enthält pro Portion 260 mg Kalzium.

fee oder in Softdrinks wie Coca Cola, sind wahre Knochenfresser. Es ist daher nicht verwunderlich, dass gesunde Zähne und stabile Knochen viel häufiger in Ländern mit einem niedrigen Zuckerverbrauch gefunden werden.

Weißgold
(für 3 Personen)
Zutaten: 250 ml Vollmilch, 250 g Joghurt (1,5 % Fett), 250 ml Orangensaft, eventuell etwas Zucker
Zubereitung: Alle Zutaten gut vermischen und eventuell mit Zucker abschmecken. Gekühlt servieren.
Enthält pro Portion 215 mg Kalzium.

Salz

Es ist bekannt, dass ein hoher Salzverbrauch mit einem höheren Risiko für Bluthochdruck verbunden ist. Patienten mit Bluthochdruck haben eine höhere Ausscheidung von Kalzium über den Urin und leiden daher häufiger auch an Osteoporose als Personen mit einem normalen Blutdruck. Neue Studien belegen, dass die Einschränkung des Salzkonsums mit einem geringeren Osteoporoserisiko verknüpft ist.

Eiweiß

Knochen besteht zu einem großen Teil aus Eiweiß (Protein) in Form des Kollagens. Eine entsprechende Zufuhr von Eiweiß über die Nahrung ist daher wichtig für gesunde Knochen. Aber auch für den Knochen gilt: »All zu viel ist ungesund!« Beim Eiweißabbau im Stoffwechsel entstehen Säuren, die vor ihrer Ausscheidung über die Nieren erst mit Kalzium neutralisiert (»gepuffert«) werden müssen. Andernfalls würde der Körper übersäuert werden. Ist der Eiweißkonsum sehr hoch und die Kalziumzufuhr sehr niedrig, resultiert daraus eine negative Kalziumbilanz, und das nötige Kalzium wird aus dem Knochen mobilisiert. Daher weisen Vegetarier mit niedrigem Konsum tierischen Eiweißes immer eine positive Kalziumbilanz mit stabileren Knochen auf. Eskimos, die viel tierisches Eiweiß und wenig Kalzium aufnehmen, haben dagegen eine 20 Prozent höhere Knochenverlustrate als Europäer.

Eine hohe Zufuhr tierischen Eiweißes übersäuert unseren Körper und verursacht eine erhöhte Kalziumausscheidung über die Nieren.

Phosphat

Phosphat ist ein wichtiges Mineral im Körper und bildet zusammen mit Kalzium eine feste kristalline Verbindung, die Zähnen und Knochen die Festigkeit gibt. Wie beim Eiweiß kommt es aber auch hier auf das richtige Gleichgewicht an. Idealerweise sollte ein Teil Phosphat auf einen Teil Kalzium kommen. In unserer Nahrung ist aber weitaus mehr Phosphat enthalten als wir benötigen. Es kommt zur Ausschüttung des Parathormons, das zur Neutralisierung des Phosphats Kalzium und Magnesium aus den Knochen löst. Ein hoher Anteil an Phosphat findet sich in Fleisch- und Wurstwaren, in Softdrinks und als chemischer Zusatz in vielen aufbereiteten Nahrungsmitteln.

Fette

Eine bestimmte Menge Fett braucht der Knochen. Bevor Kalzium vom Organismus aufgenommen werden kann, muss es in der Säure des Magens aufgelöst werden. Danach bildet es mit dem vorhandenen Fett eine Art Seife und erst in dieser aufbereiteten Form wird Kalzium durch die Darmwand in das Blut aufgenommen. Zu viel Fettaufnahme bewirkt allerdings das Gegenteil: Kalzium und Magnesium gehen verloren und bewirken Knochenschwund. Die knochenschädigende Wirkung der zu hohen Fettaufnahme sieht man in den »Niedrig-Fett-Ländern« des fernen Ostens, in denen das Osteoporoserisiko deutlich niedriger als in den USA liegt.

Übersäuerung vermeiden

Eine ausgeglichene Verteilung saurer und basischer Substanzen in unserem Körper ist wichtig für den normalen Ablauf der Stoffwechselprozesse. Das Wechselspiel der Säuren und Basen ist der Schlüssel zu Wohlbefinden und Gesundheit – auch zu gesunden Knochen. Das Säure-Basen-Gleichgewicht wird als pH-Wert gemessen, und unsere enzymatischen, immunologischen und reparativen Funktionen laufen am besten im leicht alkalischen Milieu (pH-Wert über 7,0) ab. Unser Körper wird aber überschwemmt von Säuren, die entweder im Körper selbst gebildet (Milchsäure, Kohlensäure) oder über die Nahrung (Eiweiß, Zucker, Fette) im Übermaß zugeführt werden. Unser Knochen beherbergt eine große Menge alkalischer Salze wie Kalzium, Kalium,

Fitnesssalat
(für 4 Personen)
Zutaten: 250 g Emmentaler, 2 rote Paprikaschoten, 1/2 Salatgurke, 1 Bund Radieschen, 5 Lauchzwiebeln, 2 EL Sonnenblumenöl, 1 EL Essig, Jodsalz, Pfeffer
Zubereitung: Käse in kleine Würfel schneiden. Gemüse waschen, putzen und würfeln. Aus Öl, Essig, Salz und Pfeffer eine Marinade anrühren und alle Zutaten mischen. Gut durchziehen lassen.
Enthält pro Portion 650 mg Kalzium.

Natrium und Magnesium, die sofort mobilisiert werden, um Säuren im Blut zu neutralisieren. Der Zusammenhang zwischen einem sauren pH-Wert und Osteoporose ist bekannt und wird im Rahmen einer effektiven Vermeidung der Osteoporose immer bedeutender. Wir wissen, dass Vegetarier (übrigens mit der höchsten Knochendichte) einen alkalischen Urin, Menschen, die Fleisch essen dagegen (mit niedriger Knochendichte) einen sauren Urin haben. Unsere Nahrung besteht aber häufig aus sehr viel Fleisch und ist damit auch reich an Säuren (Aminosäuren). Umso wichtiger wird der Konsum von basenreichem Gemüse und Obst, um dem Körper neben den Vitaminen auch neutralisierende Basen zuzuführen.

Himbeersorbet
(für 3 Personen)
Zutaten: 300 g tiefgefrorene Himbeeren, 300 g Joghurt (3,5 % Fett), 50 g Schlagsahne, Zucker nach Geschmack, 50 g Mandelstifte
Zubereitung: Gefrorene Himbeeren mit Joghurt und Sahne pürieren. Mit Zucker abschmecken, Mandeln unterheben. Gekühlt servieren.
Enthält pro Portion 215 mg Kalzium.

Untergewicht vermeiden

Alle großen Osteoporosestudien zeigen den Zusammenhang zwischen Osteoporose und einem niedrigen Körpergewicht. Dünne Frauen haben dünne Knochen. Untergewichtige Menschen nehmen zu wenig Kalorien zu sich und haben damit zu wenig Baustoffe für ihre Knochen. Auch lang dauernde Schlankheitsdiäten garantieren eine geringe Knochenmasse. Viele Frauen und auch einige Männer verbringen ihr Leben periodisch mit übertriebenen Abmagerungskuren, die ebenfalls zum Vitaminmangel und Knochenschwund beitragen.

Schlank um jeden Preis?

Ein Extrem des Schlankheitswahns stellt die krankhafte Magersucht (Anorexia nervosa) mit psychopathischen Zügen dar. Diese Krankheit verursacht vor allem bei Jugendlichen eine Fülle von gesundheitlichen Störungen, wie z. B. Anämie (Blutarmut), Ausfall der Regelblutung und schwerste Osteoporose. Ein Knochenschwund von mehr als 30 Prozent in wenigen Jahren ist keine Seltenheit und beruht auf der ungenügenden Zufuhr von Knochenbaustoffen. Ein Sprichwort sagt: »Ein Haus auf schwachen Fundamenten steht nicht lange.« Dies gilt vor allem für unser Skelett, das unserem Körper Schutz bietet.

Diese verheerende Wirkung der Unterernährung zeigt sich u. a. auch bei weiblichen Hochleistungsathleten. Langläuferinnen mit weniger als 75 Prozent des Idealgewichts leiden häufig an Ermüdungsbrüchen, die der Karriere ein rasches Ende setzen.

Vorsicht mit Medikamenten

Einige Medikamente sind richtige Knochenräuber, wenn sie in Tablettenform oder als Infusion verabreicht werden. Dazu gehören vor allem Kortison und alle davon abgeleiteten Substanzen, wie z. B. Prednison und Dexamethason. Nicht gefährlich für den Knochen ist dagegen eine kurze und ausschließlich lokale Anwendung der Kortisonderivate in Form von Salben oder Sprays.

Kortisonpräparate

Nicht alle Patienten reagieren mit dem gleichen Knochenverlust. Wir wissen seit langem, dass für das Osteoporoserisiko die Tagesdosis und die Einnahmedauer des Medikaments entscheidend sind. Deshalb sollte jeder Patient in Zusammenarbeit mit seinem Arzt um jedes Milligramm Prednison feilschen, die Tagesdosis so niedrig wie nur möglich halten und immer wieder überprüfen lassen, ob Prednison wirklich noch notwendig ist. Wenn Prednison aber unentbehrlich ist, sollte unbedingt das Rauchen eingestellt, Kalziumtabletten mit Vitamin D eingenommen und regelmäßig Sport getrieben werden. Ist eine Einnahme von mehr als einem halben Jahr täglich Prednison notwendig gewesen, sollte der Betroffene danach unbedingt zur Knochendichtemessung gehen, um den Ausgangswert seiner Knochenmasse zu bestimmen. Das Fatale bei der kortisoninduzierten Osteoporose ist, dass sie in der Regel ausgesprochen schnell fortschreitet bis hin zu multiplen Knochenbrüchen. Falls bei Ihnen bereits eine verminderte Knochendichte vorliegt, können Sie sich mit einem modernen Bisphosphonat vor weiterem Knochenschwund zuverlässig schützen. Nach einem Jahr ist eine Kontrolle der Knochendichte zu empfehlen.

Untergewicht ist ein wichtiger Risikofaktor für Osteoporose. Vor allem übertriebene Schlankheitskuren beschleunigen den Knochenschwund durch den Mangel an Knochenbaustoffen.

Kortisonpräparate in Form von Tabletten oder Spritzen sind besonders starke Knochenräuber und müssen sorgfältig überwacht werden.

Schilddrüsenhormone

Bei der Gabe von Schilddrüsenhormonen zur Vermeidung einer Schilddrüsenvergrößerung (Struma) oder zur Behandlung einer Unterfunktion sollte man eine Überdosierung vermeiden, da sie über einen längeren Zeitraum ebenfalls eine Osteoporose mit Knochenbrüchen verursacht. Der behandelnde Arzt kann die Schilddrüsenhormonwerte kontrollieren und so sicher eine Überdosierung vermeiden.

Weitere Medikamente

Auch blutverdünnende Mittel wie Heparin oder Marcumar® können bei langjähriger Einnahme schwere Osteoporosen verursachen. Auch hier ist eine jährliche Kontrolle der Knochendichte notwendig. Ebenso bewirken verschiedene Medikamente, die in der Behandlung der Epilepsie eingesetzt werden, Knochenverlust und/oder Mineralisationsstörungen (Osteomalazie). Auch Antidepressiva, Diuretika (Entwässerungsmittel), Antibiotika und aluminiumhaltige Antazida (Magensäurehemmer) schwächen bei längerer Einnahme den Knochen.

Reden Sie mit Ihrem Arzt darüber, ob eines Ihrer Medikamente Knochenschwund verursachen kann. Sie können dann in aller Ruhe vorsorgliche Schritte einleiten, ohne auf eines der notwendigen Medikamente verzichten zu müssen.

Osteoporoseverursachende Medikamente

▶ Schilddrüsenhormone (wenn zu hoch dosiert)

▶ Kortison und davon abgeleitete Substanzen (z. B. Prednison, Dexamethason)

▶ Cyclosporin A (Medikament zur Unterdrückung des Immunsystems bei Transplantationen)

▶ Heparin (Medikament zur Blutverdünnung)

▶ Marcumar® (Medikament zur Blutverdünnung)

▶ Saluretika (Entwässerungsmittel)

▶ Antiepileptika (Medikamente gegen Epilepsie)

▶ Methotrexat (Medikament zur Krebsbehandlung)

▶ Lithium (gegen Depression)

▶ Aluminiumhaltige Antazida (zur Magensäurehemmung)

▶ Isoniazid (Medikament zur Tuberkulosebehandlung)

Risiko durch chronische Krankheiten

Chronische Polyarthritis

Die chronische Polyarthritis, eine Unterform der chronischen rheumatischen Erkrankung, ist der wichtigste Vertreter der chronischen Krankheiten, die bisher über die Jahre immer eine Osteoporose mit Knochenbrüchen verursacht haben. Die betroffenen Patienten müssen oft auch Kortisonpräparate einnehmen, sind häufig in der Bewegung eingeschränkt und untergewichtig. Gerade dann muss der überschießende Knochenabbau vor allem mit Bisphosphonaten möglichst frühzeitig verhindert werden.

Chronische Erkrankungen der Lunge

Chronische Lungenerkrankungen, insbesondere chronische Bronchitis und Emphysem verursacht durch Rauchen, steigern das Osteoporoserisiko. Hinzu kommt, dass das Risiko durch einige Medikamente zur Behandlung dieser Krankheiten zusätzlich vergrößert wird. Der Patient muss überzeugt werden und auch dazu bereit sein, sofort das Rauchen als Hauptursache einzustellen.

Zuckerkrankheit und Magen-Darm-Erkrankungen

Es wird bisher nur wenig beachtet, dass auch die Zuckerkrankheit ein erhebliches Osteoporoserisiko darstellt. Der Insulinmangel führt zu einem erhöhten Knochenabbau und gleichzeitig zu einer verminderten Produktion von Kollagen, der Grundsubstanz des Knochengewebes. Betroffen sind vor allem Diabetespatienten, die mit Tabletten und nicht mit Insulinspritzen behandelt werden.

Auch entzündliche Darmerkrankungen und Magenoperationen führen zu einer verminderten Aufnahme von Kalzium und Vitamin D. Bei diesen Patienten sollte besonders auf eine ausreichende Ernährung und Vitaminzufuhr geachtet werden. Regelmäßige Knochendichtemessungen lassen frühzeitig den Beginn einer Osteoporose erkennen.

Der Knochen ist ein äußerst kompliziert gesteuertes Organ, das bei einer großen Anzahl von Krankheiten anderer Organe ebenfalls in Mitleidenschaft gezogen wird. Beispiele sind Asthma bronchiale, Diabetes mellitus, Leber- und Nierenkrankheiten, Herzinsuffizienz (Herzschwäche) sowie Organtransplantationen.

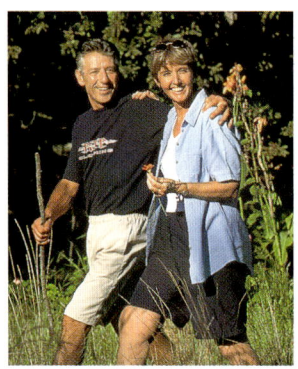

Jeder Patient sollte aktiv an der Behandlung mitarbeiten.

Mit einer Vielzahl von wirksamen Medikamenten kann man heute nicht nur den Knochenschwund stoppen, sondern auch den Knochen wieder stärken. Die Voraussetzung dabei ist, dass noch ausreichend Knochenbälkchen und damit Knochenoberflächen vorhanden sind, an denen unsere Knochenumbaueinheiten ihre Arbeit wieder aufnehmen können.

Osteoporose erfolgreich behandeln

Noch vor 100 Jahren war ein Oberschenkelhalsbruch ein unabänderliches Todesurteil, und vor wenigen Jahren bedeutete die Diagnose »Osteoporose« etwas Schicksalhaftes; den »Witwenbuckel« oder gar Knochenbrüche bei älteren Frauen hatte man hinzunehmen. Es schien normal, dass alte Menschen im Alter krumm, buckelig und somit auch kleiner werden.

Unaufhaltsame Entwicklung

Inzwischen haben wir gelernt, das Organ Knochen besser zu verstehen, und haben neue Medikamente in der Hand, die den Knochenaufbau fördern und den Knochenabbau bremsen. Der Einsatz dieser Medikamente bewirkt eine Zunahme der Knochenmasse und der Knochenstabilität. Wir können heute eine Osteoporose gänzlich vermeiden und bei bereits vorliegender Osteoporose das Fortschreiten der Krankheit stoppen, die Beschwerden lindern und die Beweglichkeit zurückgeben. Unabhängig vom Alter, lohnt sich eine Osteoporosebehandlung immer und ist nie zu spät. Während noch vor 100 Jahren viele Frauen die Menopause gar nicht erst erreicht haben, so liegt das heutige Durchschnittsalter einer Frau bei 80 Jahren. Das bedeutet, dass heute ein Drittel der Frauen älter als 50 Jahre ist und auch in diesem Lebensabschnitt das Recht darauf hat, aktiv in der Gesellschaft mitzuwirken.

Geduld bringt den Erfolg

Aber bevor nun die verschiedenen Möglichkeiten der Behandlung erklärt werden, möchte ich Sie auffordern, aktiv bei der Behandlung der Osteoporose mitzuarbeiten. Die Ärzte nennen dies Compliance. Gerade bei chronischen Erkrankungen fällt es Patienten oft schwer, Medikamente regelmäßig einzunehmen, vor allem wenn sich die Krankheit nicht sofort unangenehm bemerkbar macht. Die Gefährlichkeit der Osteoporose wird leicht vergessen, solange noch keine Knochenbrüche eingetreten sind. Geduld und Ausdauer sind daher bei der Behandlung nötig, denn die Erkrankung, die im Lauf von vielen Jahren entstanden ist, braucht Monate, manchmal Jahre für ihre Heilung.

Nicht aufgeben

Auch wenn es schwer fällt, sollte man in den aufkommenden Phasen von Ungeduld an die vielen Jahre denken, die noch vor einem liegen und die man mobil und sorglos verbringen möchte. Ein guter Arzt kennt diese Phasen der Ungeduld. Er wird Sie beharrlich motivieren und mahnen, die einmal festgelegte Behandlungsstrategie zu realisieren. Als beste Motivation erwies sich bei meinen Patienten die Schmerzlinderung und die Dokumentation der ansteigenden Knochenmasse in der jährlichen Knochendichtemessung. Der Patient sieht »schwarz auf weiß« im Ausdruck, dass es seinen Knochen wieder besser geht. Ein wichtiges psychologisches Signal.

Geduld und Beharrlichkeit sind die wichtigsten Eigenschaften, die sowohl Patient als auch Arzt an den Tag legen müssen, wenn sie eine Osteoporose besiegen wollen.

Die Schmerzspirale durchbrechen

Osteoporosebedingte Schmerzen sind akute Schmerzen, denen fast immer ein Knochenbruch im mittleren und unteren Wirbelsäulenabschnitt zugrunde liegt. Dieser schlagartig einsetzende Rückenschmerz lässt langsam nach, kann aber auch nach Abheilung des Bruchs in einen chronischen Schmerz übergehen. Er entsteht durch die Verformung der Wirbelsäule, durch Fehl- und Überbelastung der Muskulatur und durch die Schädigung der Wirbelgelenke. Dieser Schmerz kann zu Schlaflosigkeit, Reizbarkeit, Angst und Depressionen führen, die das Schmerzempfinden nur noch mehr betonen. Es gilt, als erste Therapiemaßnahme diese Schmerzspirale zu durchbrechen. Im Vordergrund der Behandlung steht dabei die physikalische Therapie. Schmerzmittel (Analgetika) werden erst in zweiter Linie eingesetzt.

Physikalische Therapie

In jedem Fall sollte eine Röntgenaufnahme des Skeletts im Schmerzbereich durchgeführt werden, um einen Knochenbruch nachzuweisen und das Ausmaß der Knochenzerstörung zu erkennen. Das Anlegen eines Korsetts sollte möglichst vermieden werden, um eine weitere Unbeweglichkeit zu umgehen. Im akuten Stadium ist zur Achsentlastung eine gelockerte Bettruhe sinnvoll, aber nur so lange, bis der akute Schmerz gelindert ist (»So konsequent wie nötig, aber so kurz wie möglich«). Danach können Phasen vorsichtiger und kurzzeitiger Achsbelastung, abwechselnd mit Übungen zu Entlastungshaltungen, mehrmals pro Tag eingebaut werden. Zusätzlich ist zur Durchblutungsförderung eine Kältebehandlung mit kalten Wickeln sinnvoll, während eine Wärmebehandlung erst bei chronischen Schmerzen infrage kommt.

Der Arzt sollte außerdem krankengymnastische Behandlungen mit Entspannungs- und Atemübungen verordnen. Weitere Möglichkeiten zur Schmerzbehandlung sind Massagen, Akupunktur, Elektrotherapie und Injektionsbehandlungen mit Lokalanästhetika (Substanzen zur örtlichen Betäubung).

Der quälende Rückenschmerz bei Osteoporose geht vor allem von den Fehlstellungen der Wirbelgelenke und von Muskelverhärtungen aus. Wir haben heute viele Möglichkeiten, den Schmerz zu lindern und die Mobilität wiederherzustellen.

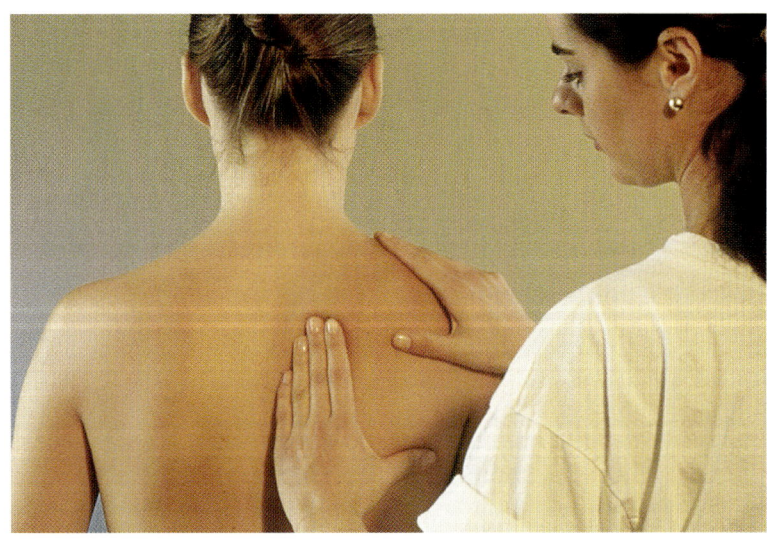

Regelmäßige physikalische Therapie – z.B. in Form von Krankengymnastik, Massagen und Wasseranwendungen – kann die Beschwerden, die bei einer Osteoporose auftreten, wirkungsvoll lindern.

Mobilisierung des Patienten

Ist der akute Schmerz erträglich geworden, so geht es vor allem um die Kräftigung der Muskulatur zur Mobilisierung des Patienten. Dies geschieht durch geführte Bewegungen und Anspannungsbewegungen, kombiniert mit einer Entlastungslagerung.

Eine durchblutungsfördernde und entspannende Wärmebehandlung mit lokalen Wärmepackungen in Form von heißen Rollen, feuchtheißen Kompressen oder Moorerdepackungen oder auch Infrarotbestrahlungen erleben schmerzgeplagte Patienten als besonders wohltuend. Massagen sind dagegen weniger effektiv. Bewegungsbäder im warmen Wasser (Thermalbad) bewirken durch den gewichtsentlastenden Auftrieb im Wasser eine zusätzliche Muskellockerung und dadurch eine deutliche Beschwerdelinderung. Vor allem das Schwimmen stellt eine ideale Kombination aus Wirbelsäulenentlastung und Muskeltraining dar.

Krankengymnastik

Wenn es der Beschwerdeverlauf erlaubt, kann die Krankengymnastik nach und nach durch sporttherapeutische Maßnahmen abgelöst werden. Aktives Muskeltraining ist einerseits für die Stärkung der Knochen und der Muskulatur wichtig, andererseits trägt sie langfristig zur Linderung chronischer Schmerzen bei. Wichtig ist, dass die Übungen regelmäßig ausgeführt werden und dem Alter des Patienten angepasst sind. Das Training sollte unter krankengymnastischer Leitung oder im Rahmen einer Rückenschulung erlernt und später als Heimprogramm selbstständig weitergeführt werden. Schwerpunkt ist dabei die Stabilisierung und Kräftigung der Rückenmuskulatur. Man sollte aber Sportarten mit Stauchungsbelastungen der Wirbelsäule wegen der dadurch bedingten Knochenbruchgefahr vermeiden, wie beispielsweise Skiabfahrtslauf, Reiten, Mountainbiken, Hoch- und Weitsprünge, Springseilübungen, Volleyball und Handball.

Übungen, die Sie vermeiden sollten

Unter allen Umständen sollte man aber vier Übungen vermeiden, die ein erhöhtes Risiko für Wirbelkörperbrüche bedeuten:

Ein Korsett sollte, wenn überhaupt, nur kurzzeitig in der akuten Schmerzphase angelegt werden. Die Gefahr einer Querschnittslähmung bei einem osteoporosebedingten Wirbelbruch ist wirklich minimal, da der Wirbelkörper vor allem vorne oder in der Mitte einbricht und nur sehr selten den hinten gelegenen Rückenmarkkanal einengt.

Bewegung und sportliche Betätigung sind sinnvoll bei Osteoporose – aber einige bestimmte Übungen sollten unbedingt gemieden werden.

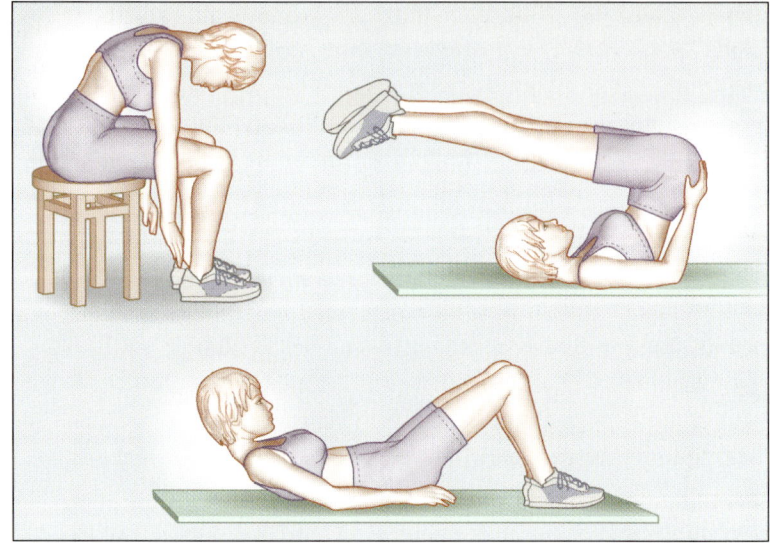

▶ Alle Übungen, die die Wirbelsäule stauchen. Also keine Hoch- und Weitsprünge, Laufen und Radfahren in unebenem Gelände.

▶ Alle Übungen, die ein Abbiegen der Wirbelsäule nach vorne beinhalten. Damit steigt das Risiko dramatisch, dass Wirbelkörper an der Vorderkante einbrechen und »Keilwirbel« entstehen.

▶ Alle Übungen, die ein Fallrisiko haben. Achten Sie auf Sportschuhe mit gutem Fußbett und rutschfester Sohle. Meiden Sie feuchten oder nassen Holzboden in der Turnhalle. Gehen Sie nicht zu den Übungsstunden, wenn die Gehwege vereist sind.

Krankengymnastik sollte in Gruppen durchgeführt und von geschulten Fachkräften geleitet werden. Später können die Übungen in einem Heimprogramm selbstständig fortgeführt werden.

▶ Alle Übungen, die eine seitliche Bewegung gegen Widerstand aufweisen (»Abduktion« und »Adduktion«). Damit steigt das Risiko eines Oberschenkelhalsbruchs.

Medikamentöse Schmerztherapie

Akute Schmerzen

Um akute Schmerzen zu beseitigen und bewegungstherapeutische Maßnahmen überhaupt erst zu ermöglichen, müssen vorübergehend auch Schmerzmittel (Analgetika) gegeben werden. Man wird zuerst peripher wirkende Analgetika mit guter Wirkung auf Skelett-, Muskel- und Gelenkschmerzen einsetzen: Azetylsalizylsäure (ASS, bekannt als Aspirin®), Parazetamol oder vor allem die so genannten nicht steroidalen Antirheumatika (NSAR). Diese Medikamente entfalten ihre Wirkung durch die lokale Hemmung des schmerzauslösenden Prostaglandins. Wegen der gleichzeitigen Möglichkeit von Nebenwirkungen, wie beispielsweise Magenblutungen oder Knochenmarkschädigung, sollten sie nur kurzzeitig verabreicht werden. Inzwischen gibt es schon nicht steroidale Antirheumatika, die nur noch selektiv die Schmerzrezeptoren beeinflussen und weitgehend frei von den bisherigen Nebenwirkungen sind (»COX-2-Hemmer«).

Knochenschmerzen

Knochenschmerzen können besonders schnell und erfolgreich mit Bisphosphonaten behandelt werden. Diese neue Substanzgruppe hat das früher verwendete Kalzitonin weitgehend verdrängt. Bei starken Schmerzen können die oben aufgeführten Medikamente noch mit schwach wirkenden Opioiden kombiniert werden. Ist damit der Schmerz nicht zufriedenstellend zu behandeln, so sollte gemeinsam mit einer Schmerzambulanz ein individueller Behandlungsplan erarbeitet werden, wobei die Dosierung und der Zeitplan vom Patienten fest eingehalten werden müssen. »Muskelrelaxanzien« zur Besserung der Muskelverspannungen sollten vermieden werden, da sie wegen der gleichzeitig sedierenden (beruhigenden) Wirkung das Sturzrisiko erhöhen.

Mit den »COX-2-Hemmern« haben wir heute hervorragende Schmerzmittel bei degenerativen und entzündlichen Gelenkerkrankungen (Arthrose und Osteoarthritis). Große amerikanische Studien zeigen, dass die früher gefürchteten Magenblutungen damit nicht mehr beobachtet werden.

Kalzium und Vitamin D als Basistherapie

Die Verordnung von täglich 1000 Milligramm (= ein Gramm) Kalzium und 1000 I.E. (internationale Einheiten) Vitamin D entspricht heute weltweit dem gültigen Standard. Diese Stoffe stehen in Form von Tabletten, Brausetabletten oder Pulver zur Verfügung, die zum Essen eingenommen werden. Bewährt haben sich auch Kombinationspräparate. Es gibt allerdings einige wenige Patienten, bei denen Kalziumpräparate nicht oder nur unter hausärztlicher Überwachung einge-nommen werden dürfen. Dazu zählen Patienten, bei denen der Blut-kalziumspiegel erhöht ist oder die ein Nierensteinrisiko haben.

Im Alter unentbehrlich

Obwohl theoretisch sowohl Kalzium als auch Vitamin D durch die Nahrung aufgenommen werden, zeigen die Erfahrungen, dass die Pati-enten in der Regel über diesen Weg allein die erforderlichen Mengen nicht erreichen. Im fortgeschrittenen Alter wirkt sich eine ungenügen-de Kalziumzufuhr besonders ungünstig aus, weil der Ausgleich über ei-ne stärkere, effektivere Resorption aus dem Darm verloren geht. Ältere Menschen können sich daher nicht mehr an eine niedrige Kalziumzu-fuhr anpassen und gleiten sehr leicht in eine negative Kalziumbilanz.

Voraussetzung für eine wirkungsvolle Behandlung der Osteoporose ist eine ausreichende Zufuhr von Kalzium über die Nahrung. Kalzium ist das notwendi-ge Baumaterial für den neu gebildeten Knochen.

Der Körper bedient sich dann des Kalziumspeichers im Knochen – im-merhin 1,5 Kilogramm Kalzium – und baut den Knochen über eine Er-höhung der Parathormonausschüttung und einer Aktivierung der Osteoklasten (knochenabbauende Zellen) ab. Nur mit der Gabe von Kalzium kann in dieser Altersgruppe der Knochenverlust um zwei bis vier Prozent pro Jahr gesenkt werden. Auch die Knochenbruchrate lässt sich damit reduzieren.

Für junge Frauen und für Männer liegen nur einige kleinere Studien vor, es kann aber von einer Wirksamkeit ausgegangen werden. Es gibt noch einen weiteren wichtigen Grund, jeder Osteoporosetherapie Kalzium und Vitamin D beizugeben. Vor allem Kalzitonin und Bis-phosphonate senken den Kalziumspiegel im Blut und erhöhen damit automatisch die Parathormonausschüttung, die wiederum den Kno-chenabbau begünstigt. Dieser unerwünschte Regelkreis kann mit einer Kalziumzufuhr unterbrochen werden.

Eine genaue Indikation ist nötig

Vitamin D fördert die Aufnahme von Kalzium aus dem Darm ins Blut und den Einbau von Kalzium in die Knochengrundsubstanz. Bei ei-nem Mangel kommt es zu einer Mineralisationsstörung mit der Folge

Vitamin-D- und Kalziumgaben

Aufgrund der bisherigen Erkenntnisse müssen heute im Rahmen der Basistherapie der Osteoporose in jedem Fall 1000 I. E. Vitamin D und 1000 Milligramm Kalzium hinzugefügt werden. Dies gilt insbesondere dann, wenn hochwirksame Medikamente wie die Bisphosphonate eingesetzt werden.

eines weichen, verformbaren, brüchigen, schmerzhaften Knochens, bei Kindern Rachitis und bei Erwachsenen Osteomalazie genannt. Ein relativer Vitamin-D-Mangel wird bei älteren Menschen und vor allem bei Darmerkrankungen häufig vorgefunden.

Hinzu kommt, dass im Alter der Umbau des zugeführten Vitamin D in die aktive, wirksame Form abnimmt. Vor allem bei Patienten mit chronischen Nieren- und Lebererkrankungen ist die Aktivierung von Vitamin D gestört. Der direkte Einsatz der aktiven Vitamin-D-Metaboliten (eine stoffwechselwirksame Substanz, die für den normalen Ablauf der Stoffwechselprozesse unentbehrlich ist) ist aber teuer und kann nicht als Mittel erster Wahl bei allen Patienten mit Osteoporose ohne bekannte Ursache angesehen werden. Hauptindikation für die Verwendung aktiver Vitamin-D-Metaboliten ist vor allem das chronische Nierenversagen, die Dialyse sowie chronische Lebererkrankungen.

Vitamin D ist unentbehrlich für einen gesunden Knochen und gehört daher, neben Kalzium, zur Basistherapie der Osteoporose.

Hormonersatztherapie in den Wechseljahren

Bereits Jahre vor der Menopause führt der zunehmende Östrogenmangel zu einem kontinuierlichen Knochenverlust. Ohne Hormonersatz verliert die Frau nach der Menopause jährlich ein bis drei Prozent Knochenmasse. Eine Frau in der Menopause steht daher vor der weit reichenden Entscheidung, ob sie den Östrogenmangel mit Tabletten-, Spritzen- oder aber in Pflasterform ausgleichen will. Im Amerikanischen wird dafür der Begriff »HRT« (Hormone Replacement Therapy)

Soll eine Frau nach der Menopause Hormone nehmen oder nicht? Wie hoch ist das Thromboserisiko? Kann sie Brustkrebs bekommen? Reichen homöopathische Mittel aus? All diese Fragen sollte jede Frau offen mit ihrem Frauenarzt besprechen.

verwendet. Diese Entscheidung sollte immer gemeinsam mit dem Frauenarzt diskutiert und getroffen werden. Die Östrogenpräparate sind übrigens wesentlich niedriger dosiert als die Antibabypille.

Wirkungsvolle Hilfe

Eine HRT hilft kurzfristig, die typischen Symptome der Wechseljahre, wie z. B. Hitzewallungen, trockene Schleimhäute, depressive Verstimmungen und andere Effekte des Östrogenmangels, zu mildern. Langfristig wird der Knochenschwund und die Osteoporose mit Knochenbrüchen verhindert oder zumindest deutlich reduziert. Studien haben belegt, dass Frauen bei langjähriger Östrogenzufuhr um die Hälfte weniger Knochenbrüche aufweisen als Frauen, die keine Hormone eingenommen haben. Gefäßerkrankungen wie Herzinfarkt oder Schlaganfall treten ebenfalls seltener auf. Weiterhin wird ein geringeres Risiko für die Alzheimerkrankheit diskutiert, die meist um das 50. Lebensjahr auftritt. Auch bei Patienten mit einem Anfallsleiden (Epilepsie) kann es unter einer Östrogen- und Progesterongabe zu einer Verbesserung der Krankheit kommen.

Eine Hormonersatztherapie ist – nach genauer Abwägung aller Vor- und Nachteile – nicht nur für die Knochen ausgesprochen nützlich.

Risiken klären

Die zusätzliche Einnahme eines Gestagens ist erforderlich, um bei Frauen mit intakter Gebärmutter einem erhöhten Risiko von Endometriosen (versprengte Gebärmutterschleimhaut, beispielsweise in der Bauchhöhle) oder Tumoren der Gebärmutterschleimhaut entgegenzuwirken.

Es ist allerdings nicht auszuschließen, dass ein langjähriger Hormonersatz (länger als fünf Jahre) bei Risikopatienten (mit familiärer Belastung) mit einer geringen Anhebung des Brustkrebsrisikos verbunden ist. Eine Mammografie vor Beginn der HRT mit jährlichen Kontrollen sowie Untersuchungen durch den Frauenarzt minimieren dieses Restrisiko. Einige Experten nehmen an, dass durch die Östrogengabe nur bereits vorhandene, aber noch nicht erkennbare Krebsgeschwulste der Brust zum Vorschein kommen.

Brustspannen, Schwere in den Beinen oder Gewichtszunahme sind häufige subjektive Beschwerden, die dann zum Abbruch der Hormonersatztherapie führen. Als Kontraindikationen werden eine verstärkte Thromboseneigung, Lungenembolie, der Nachweis einer Brustkrebserkrankung in der nahen Verwandtschaft, Bluthochdruck und chronische Lebererkrankungen angesehen. Auch bestimmte Krankheiten, wie beispielsweise Migräne und Gallenblasenerkrankungen, können durch Östrogene verschlimmert werden.

Die Einnahmedauer von Östrogenen

Bei Frauen unmittelbar nach der Menopause wird die zyklische Behandlung (Einnahmezyklus wie bei einer Antibabypille) empfohlen, bei älteren Frauen, wenn also keine Regelblutung mehr gewünscht wird, die kontinuierliche Einnahme. Die Dauer der Östrogeneinnahme ist eine individuelle Entscheidung jeder Frau. Zur effektiven Verhütung einer Osteoporose wird mindestens eine Dauer von 10 bis 15 Jahren empfohlen. Je länger die Therapie andauert, desto länger hält der Knochenschutz an. Auch nach einem Alter von 75 Jahren kann noch mit einer HRT begonnen werden, sie muss aber sehr langsam begonnen werden, um unerwünschte Nebenwirkungen zu vermeiden. Sobald die HRT eingestellt wird, beginnt erneut der Knochenabbau.

Obwohl die Vorzüge der HRT bekannt sind, lehnen zahlreiche Frauen die Behandlung ab. Es wird angenommen, dass nur 10 bis 20 Prozent aller Frauen nach der Menopause bereit sind, Östrogene zu nehmen. Wir wissen auch nicht, wie viele Frauen Östrogene wirklich länger als fünf bis zehn Jahre einnehmen – der minimale Behandlungszeitraum zur Vermeidung von osteoporotischen Knochenbrüchen. Es ist bekannt, dass gegen einen langzeitigen Hormonersatz erhebliche Vorurteile und Abneigungen bestehen. Eine zeitintensive Beratung der Frauen mit sorgfältiger Aufklärung über alle Aspekte ist daher notwendig. Insgesamt überwiegen die Vorteile einer Östrogengabe bei weitem die wenigen Nachteile. Wichtig ist nur, dass die Frau fachärztlich beraten und untersucht wird.

Wenn Sie Hormone nehmen, dann bitte langfristig. Empfohlen werden mehr als zehn Jahre. Setzen Sie die Hormone bereits nach wenigen Jahren ab, dann setzt auch der Knochenschwund schnell wieder ein.

Pflanzliche Östrogene

Pflanzliche Östrogene können zwar die Beschwerden der Wechseljahre positiv beeinflussen, ihre Wirkung auf das Knochenbruchrisiko ist aber noch nicht belegt.

Unter dem Begriff »Phytoöstrogene« versteht man natürliche Östrogene, die in bestimmten Pflanzen vorkommen. Vor allem in der Sojabohne, in bestimmten Erbsen- und Bohnenarten und in Milch und Bier sind Isoflavone und Lignane gespeichert, die in Phytoöstrogene umgewandelt werden. Diese Substanzen sind zwar 1000-mal schwächer als medikamentös verabreichte tierische Östrogene, trotzdem haben sie einen spürbaren positiven Einfluss auf die lästigen Symptome der Menopause. Ein weiterer Vorteil ist, dass sie wie Östrogen auf den Körper einwirken, aber keine tumorauslösende Wirkung haben sollen. Das Genistein der Sojabohne hat sogar eine schützende Wirkung gegen Krebserkrankungen. Genistein blockiert offensichtlich Schlüsselenzyme, die normale Zellen in Krebszellen umwandeln. Es ergeben sich immer mehr Hinweise, dass der Genuss der Sojabohne sowohl vor Osteoporose als auch vor Krebserkrankungen schützen kann.

SERMS – maßgeschneiderte Östrogene

In den vergangenen Jahren werden immer mehr östrogenartige Substanzen, »Antiöstrogene«, eingesetzt. Es handelt sich dabei um Substanzen, die noch einige Wirkungen des Östrogens haben, nicht aber dessen Nebenwirkungen verursachen; die genaue Bezeichnung lautet »Östrogen-Rezeptor-Agonisten/Antagonisten«. Im amerikanischen Sprachgebrauch werden sie deshalb selective estrogen receptor modulators (SERMS) genannt.

SERMS haben nur noch ausgesuchte Wirkungen des Östrogens und werden in Zukunft in vielen Bereichen der Medizin eingesetzt werden.

Beispiel Tamoxifen

Bei Frauen mit Brustkrebserkrankungen wird beispielsweise Tamoxifen eingesetzt. Es wirkt wie ein Antiöstrogen auf das Brustgewebe, aber wie ein Östrogen auf andere Organe. Studien haben eindrucksvoll gezeigt, dass gestreute Tumorzellen des Brustkrebses, die noch Östrogenrezeptoren auf der Zelloberfläche haben, durch Tamoxifen in ihrem Wachs-

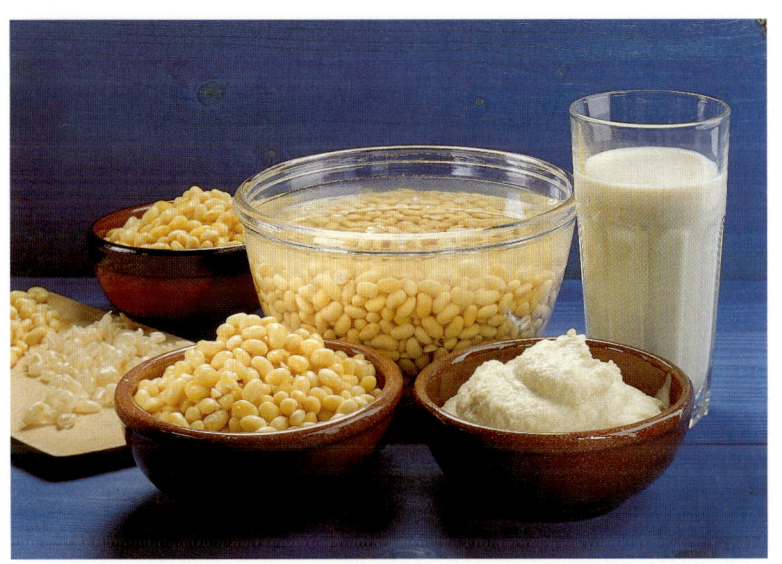

In den Wechseljahren wird im weiblichen Organismus die Produktion von Östrogenen immer mehr gedrosselt. Mit Sojabohnen und -produkten wie Tofu und Sojamilch, die pflanzliche Östrogene enthalten, kann man den Körper mit diesen Hormonen zumindest ein wenig unterstützen.

tum gebremst werden. Dagegen verhält sich Tamoxifen wie ein Östrogen in seiner Wirkung auf Knochen, Leber und Fettstoffwechsel. Diese positive Wirkung auf den Knochen wurde mit dem so genannten Raloxifen weiterentwickelt. Es hat keine Wirkung auf das Brustgewebe und die Gebärmutter, aber sehr wohl eine positive Wirkung auf Knochen und Fettstoffwechsel. Es gibt keine unregelmäßigen Blutungen mehr, und auch andere Unannehmlichkeiten wie Brustspannung oder Wassereinlagerungen werden nicht beobachtet.

Beispiel Raloxifen (Evista®)

Eine weltweite Studie konnte zeigen, dass Raloxifen das Risiko für das Neuauftreten eines Wirbelkörperbruchs im Vergleich zur Plazebogruppe nahezu halbiert (MORE-Studie). Auch das Risiko, an einem Brustkrebs zu erkranken, nimmt unter Raloxifen deutlich ab. Raloxifen ist für die Vermeidung der postmenopausalen Osteoporose bereits zugelassen und stellt eine attraktive neue Therapiemöglichkeit dar. Damit eröffnen sich völlig neue Therapieansätze zur Osteoporosevorbeugung und zur Verminderung des Risikos für Herz- und Kreislauferkrankun-

Raloxifen hat eine dreifach positive Wirkung: Es stärkt den Knochen, senkt das Brustkrebsrisiko und senkt zudem den Cholesterinspiegel.

gen, ohne sich zugleich den risikobehafteten und manchmal lästigen Nebenwirkungen eines Hormonersatzes aussetzen zu müssen. Als Therapieempfehlung gilt die dauernde Einnahme von 60 Milligramm Raloxifen täglich, ergänzt um eine Kalzium- und Vitamin-D-Gabe.

Leptin – ein neues Hormon

In den vergangenen Monaten kam vor allem das Hormon Leptin in die Diskussion über Entstehung und Behandlung der Osteoporose. Die Funktion des Leptins geht offensichtlich weit über die Rolle eines Sättigungshormons hinaus. Dieses von Fettzellen gebildete Hormon beeinflusst den Zuckerstoffwechsel und die Produktion von Geschlechtshormonen. Dass ein Mangel an Geschlechtshormonen den Knochenabbau steigert, ist schon länger bekannt, während Übergewicht ihn hemmt. Dies legt die Vermutung nahe, dass Knochenmasse, Körpergewicht und Keimdrüsen von einem gemeinsamen Regelkreis im Gehirn gesteuert werden. Alles spricht dafür, dass das Leptin den Aufbau von Knochengewebe hemmt. Die Forscher hoffen, dass durch die Beeinflussung des Leptinspiegels oder dessen Rezeptoren eine neue Behandlungsmöglichkeit der Osteoporose gefunden wird.

Neue Hormone und Wachstumsfaktoren sind bereits in der Behandlung der Osteoporose getestet und werden eine erfolgreiche Therapie wesentlich erleichtern.

Hoffnung Wachstumsfaktoren

Wachstumsfaktoren werden vor allem von Zellen des Knochenmarks produziert und regeln die Vermehrung, die Funktion und das Zusammenspiel der Knochenzellen. Es gibt verschiedene Regulatoren der Knochenbildung, z.B. Parathormon, Insulin, Wachstumshormon und Kortison. Sie wirken alle, indem sie die Produktion von Wachstumsfaktoren in bestimmten Knochenzellen stimulieren. In einer klinischen Studie konnte bereits mit der Gabe eines solchen Wachstumsfaktors die Knochenbildung gesteigert werden. Man hofft nun, zukünftig mit der Gabe maßgeschneiderter Wachstumsfaktoren die verschiedenen Formen der Osteoporose gezielt behandeln zu können.

Statine – Fettsenker und Knochenstärker

Statine werden erfolgreich gegen zu hohe Fett- und Cholesterinwerte im Blut eingesetzt. Frauen, die wegen zu hoher Fette mit Statinen behandelt wurden, zeigten überraschenderweise eine höhere Knochendichte und ein niedrigeres Knochenbruchrisiko als vergleichbare Frauen ohne Behandlung. Neue weiterführende Versuche belegen in der Tat, dass Statine auch die Lebenszeit der knochenabbauenden Zellen (Osteoklasten) verkürzen und damit den Knochenabbau hemmen.
Wenn sich der positive Effekt von Statinen auf den Knochen auch in klinischen Studien bestätigen wird, dann wären sie eine effektive Substanz gegen Arteriosklerose und gleichzeitig gegen Knochenschwund.

Testosterontherapie beim Mann

Tritt ein auffallender Knochenschwund bei einem jungen Mann auf, so muss vor allem an eine sekundäre Osteoporose gedacht werden. Infrage kommen eine Glasknochenkrankheit und ein Mangel an Sexualhormonen (Hypogonadismus). Die Therapie der Wahl beim Hypogonadismus ist der frühe Beginn der Behandlung mit dem männlichen Sexualhormon Testosteron. Sie kann mit anderen Medikamenten zum Wiederaufbau der Knochendichte kombiniert werden.

Die Osteoporose des Mannes ist häufig durch Testosteronmangel bedingt. Testosteron kann problemlos in Pflasterform substituiert werden.

Anabolika für den Muskelaufbau

Ihr möglicher Nutzen bei Osteoporose ist seit langem bekannt. Die muskelaufbauende und damit kraftfördernde Wirkung der Anabolika bewirkt indirekt eine Knochenstabilisierung und eine direkte Wirkung auf die knochenaufbauenden Zellen. Sinnvoll ist die Anwendung der Anabolika daher bei muskelschwachen bis hin zu kachektischen (ausgezehrten) Patienten, bei denen eine Muskelstärkung angestrebt wird. Die Anabolika werden einmal monatlich intramuskulär verabreicht, die Behandlungszeit sollte auf drei Jahre begrenzt sein. Mögliche Ne-

Anabolika sind vor allem bei Patienten mit gleichzeitigem Muskelschwund nützlich und sollten dann durch einen erfahrenen Arzt eingesetzt werden.

Fluoride in der bisher verwendeten Dosis sind nicht mehr zu empfehlen, da sie schwere Nebenwirkungen erzeugen können und einen qualitativ minderwertigen Knochen bewirken. Somit sinkt das Knochenbruchrisiko unter Fluoridtherapie nicht – trotz einer Zunahme der Knochendichte.

Eine Kombination des knochenaufbauenden Fluorids in niedriger Dosierung mit einem knochenabbauhemmenden Bisphosphonat wird derzeit getestet. In Anbetracht der widersprüchlichen Studienergebnisse sollte mit dieser Therapiekombination erst noch abgewartet werden.

benwirkungen wie Virilisierung (Vermännlichung) der Frau oder Leberschäden müssen bedacht werden. Bei Männern muss mit einer Beeinträchtigung der Sexualfunktion gerechnet werden. Vor einer Therapie bei Männern muss eine Prostatakrebserkrankung ausgeschlossen sein, da dieser Tumor durch Anabolika aktiviert werden kann.

Fluoride – heute nicht mehr erste Wahl

Fluoride werden zwar wegen des günstigen Preises im großen Umfang bei der Osteoporose eingesetzt, ihr Wert ist aber immer noch umstritten. Übereinstimmung besteht darin, dass Fluoride über eine Stimulierung der Osteoblasten (knochenaufbauende Zellen) zu einer Zunahme der Knochenmasse führen. Allerdings ist die mechanische Belastbarkeit des neu gebildeten Knochens mangelhaft. Eine hohe Dosierung der Fluoride führt zwar zu einer messbar hohen Knochendichte, die Wirbelkörperbrüche nehmen aber trotzdem nicht ab. Zusätzlich wurden schwer wiegende Nebenwirkungen wie Gelenkbeschwerden und Knochenschmerzen beobachtet. Neue Studien bevorzugen daher niedrigere Dosierungen zusammen mit Vitamin D und Kalzium.

Kalzitonin – kaum noch im Einsatz

Kalzitonin ist ein normal vorkommendes Hormon im Knochenstoffwechsel und der Gegenspieler des Parathormons: Es hemmt die Osteoklasten (knochenabbauende Zellen). Kalzitonin kann entweder unter die Haut gespritzt oder über ein Nasenspray aufgenommen werden. Ein Anstieg der Knochendichte und eine Abnahme von Wirbelkörperbrüchen konnte in mehreren Studien gezeigt werden, vor allem bei Patienten mit erhöhtem Knochenabbau. Eine längere Anwendung wird aber durch Nebenwirkungen wie Hitzegefühl bis hin zum Erbrechen deutlich eingeschränkt. Die Anwendung von Nasenspray führt häufig zu Irritationen der Nasenschleimhaut. Die eigentlichen Haupteinsatzgebiete des Kalzitonins bestehen heute im schnellen Ansprechen des Knochenschmerzes bei Wirbelkörperbrüchen. Ihr Einsatz ist aber durch die einfachere Anwendung (als Tablette oder Infusion) der Bisphosphonate weitgehend verschwunden.

Bisphosphonate – einfach und effektiv

Eine neue Ära der Behandlung von Knochenkrankheiten begann vor ungefähr 15 Jahren mit der Einführung der so genannten Bisphosphonate. Diese Substanzen werden exklusiv auf der Oberfläche des Knochens angereichert und hemmen effektiv und sicher die Osteoklasten und damit den Knochenabbau. Bisphosphonate werden daher bereits seit langem bei Morbus Paget und bei Patienten mit Knochenmetastasen eingesetzt. Sie stoppen nicht nur die Knochenzerstörung, sondern hemmen auch das Tumorwachstum im Knochen und Knochenmark.

Die Einführung der Bisphosphonate hat die Prävention und Therapie von Knochenkrankheiten revolutioniert. Damit können heute etwa 90 Prozent aller Knochenkrankheiten behandelt werden. Die Bisphosphonate lagern sich auf der Knochenoberfläche ab und hemmen die knochenabbauenden Zellen.

Positive Knochenbilanz wird gefördert

Bei der Osteoporose hemmen Bisphosphonate den Knochenabbau ohne negativen Einfluss auf den Knochenaufbau und führen damit zu einer kontinuierlich positiven Knochenbilanz über viele Jahre. Bisphosphonate werden sowohl bei Osteoporosen mit hoher Umbaurate (»high turnover«) als auch mit niedriger Umbaurate (»low turnover«) eingesetzt. Spongiöse wie kompakte Knochen nehmen gleichermaßen an Dichte zu. Der langjährige Einbau von Bisphosphonaten in den Knochen hat keinen negativen Einfluss auf die Knochenqualität. Das Argument eines »eingefrorenen« Knochens unter der Gabe von Bisphosphonaten ist falsch, da immer noch ein Basisumbau erfolgt.

Die neue Generation der Bisphosphonate

Mineralisationsstörungen treten bei den neuen Bisphosphonaten nicht mehr auf. Durch die Veränderung der Seitenketten des Moleküls wurden inzwischen Bisphosphonate entwickelt, die bis zu 20000fach potenter sind als diejenigen der ersten Generation, und ein Ende dieser erfreulichen Entwicklung ist noch nicht abzusehen. Zugelassene Bisphosphonate können inzwischen als Tablette oder als Kurzinfusion verabreicht werden.

Alendronat (Fosamax®)

Dieses moderne Aminobisphosphonat wurde inzwischen an 17 000 Patienten in klinischen Studien erfolgreich getestet und 3,5 Millionen Osteoporosepatienten in 80 Ländern verschrieben. In Deutschland ist Alendronat zur Therapie der postmenopausalen Osteoporose, in den USA darüber hinaus für die Prävention sowie zur Behandlung der kortisoninduzierten Osteoporose bei Frauen und Männern zugelassen. Die orale Gabe von täglich zehn Milligramm Alendronat führt innerhalb von ein bis drei Jahren zu einer Knochenzunahme von fünf bis acht Prozent und zu einer Abnahme der Frakturrate um bis zu 50 Prozent. Nach drei Monaten war die Knochendichte bereits signifikant angestiegen, nach einem Jahr war die Therapie bei 95 Prozent der Patientinnen erfolgreich. Auch eine Schmerzreduktion und eine Zunahme der Mobilität waren unter Alendronat nachweisbar. Bereits nach einem Jahr ist eine deutliche Zunahme der Knochendichte zu verzeichnen. Alendronat verringert sowohl die Wirbelbrüche als auch alle anderen Brüche (Unterarm, Oberschenkel) signifikant. Vergleichbare Ergebnisse konnten auch bei Männern und bei der kortisoninduzierten Osteoporose gezeigt werden. Diese Ergebnisse belegen mehrere große internationale Studien.

> In einer Reihe großer internationaler Studien konnte der therapeutische Nutzen der Bisphosphonate auch bei der Osteoporose eindrucksvoll gezeigt werden. Zugelassen für die Behandlung der postmenopausalen Osteoporose sind in Deutschland derzeit Alendronat, Risedronat und Etidronat.

Risedronat (Actonel®)

Ähnliche günstige Ergebnisse sind auch mit Risedronat in großen internationalen Studien an 15 000 Patienten erzielt worden. Vor allem an der Lendenwirbelsäule nahm die Knochendichte bei einer Gabe von täglich fünf Milligramm Risedronat bereits nach einem Jahr um mehr als fünf Prozent zu. Die Abnahme des Knochenbruchrisikos im Bereich der Wirbelsäule war bereits nach einem Jahr mit bis zu 65 Prozent hoch signifikant. Auch bei Frakturen außerhalb der Wirbelsäule konnte eine deutliche Abnahme des Frakturrisikos nachgewiesen werden. Die Verträglichkeit war in klinischen Studien vergleichbar mit Plazebo (Scheinmedikament), selbst bei Patienten mit Magen-Darm-Problemen. Die Wirksamkeit ist auch bei kortisoninduzierter Osteoporose dokumentiert. Das Medikament ist in den USA und in Europa bei der postmenopausalen Osteoporose zugelassen.

Etidronat (Didronel Kit®)

Die längsten Erfahrungen in der Behandlung von Knochenkrankheiten liegen mit diesem Bisphosphonat der ersten Generation vor. Es wird als einziges Bisphosphonat intermittierend zyklisch verabreicht, d.h., Etidronat wird alle drei Monate 14 Tage lang als Tablette (400 Milligramm) verabreicht. Danach folgt eine Therapie mit 500 Milligramm Kalzium täglich. Etidronat muss mit mindestens zwei Stunden Abstand zu den Mahlzeiten eingenommen werden, um Resorptionsstörungen sicher auszuschließen.

Ibandronat (Bondronat®), Clodronat (Ostac®, Bonefos®) und Pamidronat (Aredia®)

Infusionen von Ibandronat – dem neuesten im Handel erhältlichen Bisphosphonat – werden derzeit in vierteljährlichen Abständen bezüglich einer optimalen Dosierung in Studien geprüft. Auch als tägliche Tablette wird Ibandronat in der Behandlung der Osteoporose getestet. Weitere langjährig erprobte Bisphosphonate sind Pamidronat und Clodronat, die ihre Zulassungen vor allem bei Krebskrankheiten des Knochens haben; bei entsprechender klinischer Situation können sie aber auch in niedrigerer Dosierung bei Osteoporose eingesetzt werden. Dieser Einsatz sollte aber nur in Absprache mit Osteoporosezentren und nach Aufklärung des Patienten erfolgen.

Wirkungsvoll einsetzbar

Bisphosphonate haben im Gegensatz zum Östrogen den Vorzug, dass sie bei entsprechender Indikation und Zulassung bei Frauen und Männern in jedem Alter verabreicht werden können. Auch eine kombinierte Therapie mit Östrogenersatz oder Raloxifen in der Menopause

> Die neuen Bisphosphonate wie Alendronat oder Risedronat belegen in großen Studien, dass sie sowohl die Knochendichte innerhalb eines Jahres deutlich anheben als auch das Knochenbruchrisiko um die Hälfte senken.

Medikamentöse Osteoporosetherapie

▶ Kalzium
1000 mg sollten täglich mit der Nahrung, in Mineralwasser und/oder in Tablettenform zugeführt werden.

▶ Vitamin D
1000 I. E. (internationale Einheiten) werden täglich als Tablette zum Essen eingenommen.

Biphosphonate in Tablettenform (für Osteoporose zugelassen)

▶ Alendronat (Fosamax®)
10 mg werden täglich auf nüchternen Magen eingenommen (siehe Einnahmevorschriften auf dem Beipackzettel).

▶ Risedronat (Actonel®)
5 mg werden täglich auf nüchternen Magen eingenommen (siehe Einnahmevorschriften auf dem Beipackzettel).

▶ Etidronat (Didronel Kit®)
400 mg täglich werden zyklisch (14 Tage lang alle 3 Monate) auf nüchternen Magen verabreicht (siehe Einnahmevorschriften auf dem Beipackzettel).

Alternative Bisphophonate als Infusion (in Absprache mit Osteoporosezentren)

▶ Ibandronat (Bondronat®)
2-mg-Infusion oder 2-mg-Injektion vierteljährlich.

▶ Pamidronat (Aredia®)
30-mg-Infusion vierteljährlich.

▶ Clodronat (Ostac®, Bonefos®) 300-mg-Infusion vierteljährlich oder in Tablettenform täglich.

▶ **Hormone**
Zusätzlich kann bei der postmenopausalen Osteoporose eine Substitution mit Östrogen, Östrogen/Gestagen oder Raloxifen (60 mg täglich; Tabletten, Hormonpflaster) in Absprache mit dem behandelnden Frauenarzt durchgeführt werden.

▶ **Aktives Vitamin D**
Aktive Vitamin-D-Metaboliten wie Alfacalcidol (0,5 bis 1,0 µg) oder Calcitriol (0,5 µg) täglich in Tablettenform werden vor allem bei bestimmten sekundären Osteoporosen (bei Nieren- und Lebererkrankungen) eingesetzt.

▶ **Fluorid**
Eine zusätzliche Gabe von Natriumfluorid in geringen täglichen Dosen wird zurzeit in wissenschaftlichen Studien untersucht. Eine höher dosierte Gabe (50 bis 70 mg täglich) ist wegen der Gefahr der Überdosierung nicht mehr empfehlenswert.

▶ **Kalzitonin**
Kalzitonin ist bei der Verwendung von Bisphosphonaten nicht mehr notwendig.

Die modernen Bisphosphonate haben die Behandlung der Osteoporose revolutioniert und vor allem deutlich vereinfacht.

ist problemlos und hoch effektiv. Bisphosphonate sind allerdings schwer resorbierbar (nur ein Prozent). Dieser Nachteil wird heute durch extrem wirksame Weiterentwicklungen (Aminobisphosphonate) ausgeglichen. Gegenüber dem ersten Bisphosphonat, dem Etidronat, sind die neuesten bis zu 20 000-mal stärker wirksam. Früher musste man ein Bisphosphonat grammweise geben, heute reichen wenige Milligramm. Der Großteil der resorbierten Menge wird innerhalb von Stunden auf der Oberfläche des Knochens abgelagert und bleibt dort über viele Jahre bis Jahrzehnte nachweisbar. Ein kleiner Teil der resorbierten Substanz wird über die Nieren unverändert ausgeschieden. Ein nennenswerter Ab- oder Umbau in der Leber findet nicht statt, sodass eine gefährliche Interaktion mit anderen Medikamenten nicht auftritt. Nebenwirkungen sind selten und geringfügig, wenn die Vorschriften zur Einnahme eingehalten werden.

Einnahmeempfehlungen und Anwendungsdauer

Für die Resorption und damit für die Wirkung der Bisphosphonate ist vor allem die nüchterne Einnahme ausgesprochen wichtig, da sie mit dem Kalzium der Nahrung eine unlösliche Verbindung eingehen würden. Für Alendronat und Risedronat wird die Einnahme der Tablette mit Leitungswasser eine halbe Stunde vor dem Frühstück in aufrechter Position empfohlen, um die Resorption sicherzustellen und etwaige Nebenwirkungen zu vermeiden. Die Tablette darf nicht mit Magensäure zurück in die Speiseröhre gelangen, da sie sonst die Schleimhaut schädigen könnte. Bei einer Funktionsstörung oder einer Entzündung der Speiseröhre sollte von Beginn auf eine Infusionstherapie umgestiegen werden. An der Entwicklung einer Alendronattablette, die nur noch einmal pro Woche eingenommen werden muss, wird gearbeitet. Zur Verhütung der Osteoporose wird bereits die jährliche Spritze eines potenten Bisphosphonats (»Geburtstagsspritze«) ernsthaft diskutiert.

Die optimale Dauer einer Bisphosphonattherapie ist noch nicht bekannt, sollte aber zwei bis drei Jahre betragen. Danach bestimmen Kontrollmessungen der Knochendichte den Zeitpunkt der Wiederauf-

Der unter den Bisphosphonaten gebildete Knochen ist qualitativ hochwertig und außerdem optimal belastbar. Die Dauer der Therapie beträgt ein bis drei Jahre – je nach Schwere der Osteoporose. Sie kann jedoch – je nach Befund der Kontrollmessungen – wiederholt werden. Ein Nachlassen der Wirkung, selbst nach langjähriger Therapie, ist bisher noch nicht beobachtet worden.

nahme einer Bisphosphonattherapie. Eine zeitliche Begrenzung der Therapiedauer ist nicht bekannt, sie sollte aber mindestens ein Jahr betragen. Mit Alendronat und Etidronat sind bereits Erfahrungen von mehr als sieben Jahren bekannt, ohne dass bei richtiger Einnahme des Medikaments nachteilige Effekte, wie beispielsweise Mineralisationsstörungen, aufgetreten wären. Darüber hinaus ist eine begleitende Kalzium- und Vitamin-D-Gabe für die raschere Mineralisierung des neugebildeten Knochens und zur Verhinderung einer erhöhten Ausschüttung des Parathormons grundsätzlich anzustreben.

Schwangerschaft und Stillzeit sind die einzigen Situationen, in denen Bisphosphonate nicht eingesetzt werden dürfen, obwohl bisher keine Nebenwirkungen in diesem Zusammenhang bekannt sind.

Wirkungsvollste Knochenstabilisierung

Im Gegensatz zur Wirkung der Fluoride ist der neue Knochen unter Bisphosphonaten voll belastbar, elastisch und normal strukturiert. Unter Bisphosphonaten ist das Knochengewebe wohlgeordnet und »lamelliert«, während der Knochen unter einer Fluoridgabe in höherer Dosierung zwar vermehrt, aber geflechtartig und chaotisch angeordnet ist. Die Ursache liegt darin, dass Bisphosphonate die derzeit effektivsten Medikamente zur Behandlung aller Formen der Osteoporose sind und die Knochenneubildung nicht negativ beeinflussen.

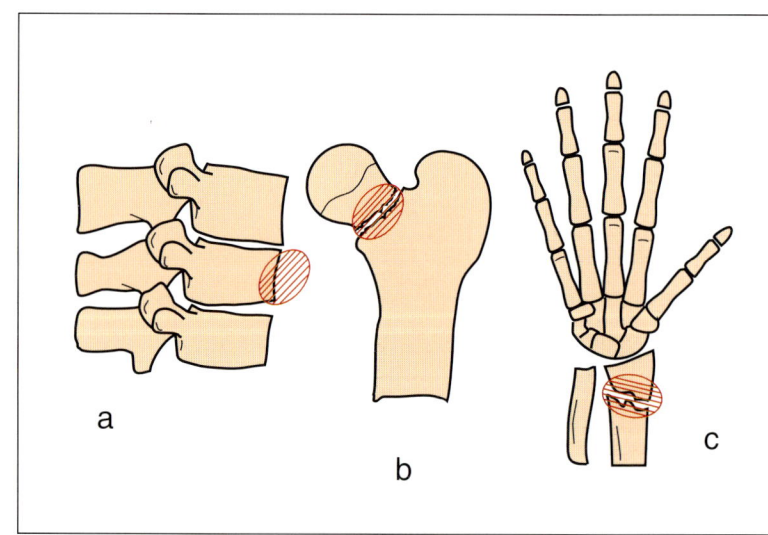

Knochenbrüche, die aufgrund einer Osteoporose entstehen, findet man besonders häufig an den Wirbelkörpern (a), dem Oberschenkelhals (b) sowie am Speichenknochen des Unterarms (c).

Knochenbruch – kein Grund zur Verzweiflung

Wer einen Knochenbruch durch die Osteoporose erlitten hat, braucht nicht zu verzweifeln. Es gibt mittlerweile viele medizinische Möglichkeiten, um die Heilung zu beschleunigen, und auch Sie selbst können eine Menge dazu beitragen:

▶ Um die Schmerzen zu lindern
▶ Um die Knochenheilung zu beschleunigen
▶ Um die Beweglichkeit wiederherzustellen
▶ Um die Muskeln wieder zu trainieren
▶ Um zukünftige Brüche zu vermeiden
▶ Um die Gesamtknochenmasse wieder anzuheben

Erste Schritte zu neuer Gesundheit

Besprechen Sie mit Ihrem Arzt ein Behandlungsprogramm, das genau auf Ihre Bedürfnisse und Ihre Situation zugeschnitten ist. Alle bereits beschriebenen Maßnahmen zur Vermeidung der Osteoporose sollten aber weiterlaufen. Zusätzlich müssen Sie lernen, mit der Diagnose »Osteoporose« zu leben, mit dem Schmerz umzugehen und die täglichen vertrauten Aktivitäten – zumindest allmählich – wieder aufzunehmen. All diese neuen Erfahrungen und Aufgaben lösen Sie am besten mit Ihrem Hausarzt, Ihrem ausgebildeten Therapeuten und Ihrem Krankengymnasten.

Oft finden Sie auch in Ihrer Familie oder in Selbsthilfegruppen psychischen und physischen Beistand, um Perioden des Schmerzes, der Niedergeschlagenheit oder gar der körperlichen Beeinträchtigung und Hilflosigkeit zu überstehen. Sie müssen lernen, wieder Optimismus, Freude und Tatendrang zu gewinnen und die Krankheit mit festem Willen und Geduld »anzupacken« und zu überwinden.

Depressionen sind der größte Feind des Handelns. Allein das Gefühl, sich selbst aktiv in die Behandlung einzuschalten, und positive Zukunftsperspektiven unterstützen die Ausheilung auch dieser chronischen Erkrankung.

Die Heilung eines osteoporosebedingten Knochenbruchs muss rasch und in Zusammenarbeit mit Fachkräften verschiedener Disziplinen erfolgen. Operative Möglichkeiten verhindern eine Hilfsbedürftigkeit und Unbeweglichkeit des Patienten.

Das Frakturrisiko setzt sich aus drei klinischen Faktoren zusammen: der Fallneigung, der Knochendichte und bereits aufgetretenen Knochenbrüchen. Neben der Knochendichte ist auch die Knochenqualität ein wichtiger Faktor, der aber leider nur in einer Knochenbiopsie beurteilt werden kann.

Fallneigung und Stolperfallen in der Wohnung bergen an sich schon ein gewisses Verletzungsrisiko. Trifft dies nun einen Patienten mit Osteoporose, bei dem also Knochendichte und -qualität vermindert sind, dann ist die Wahrscheinlichkeit groß, dass ein Knochen bricht.

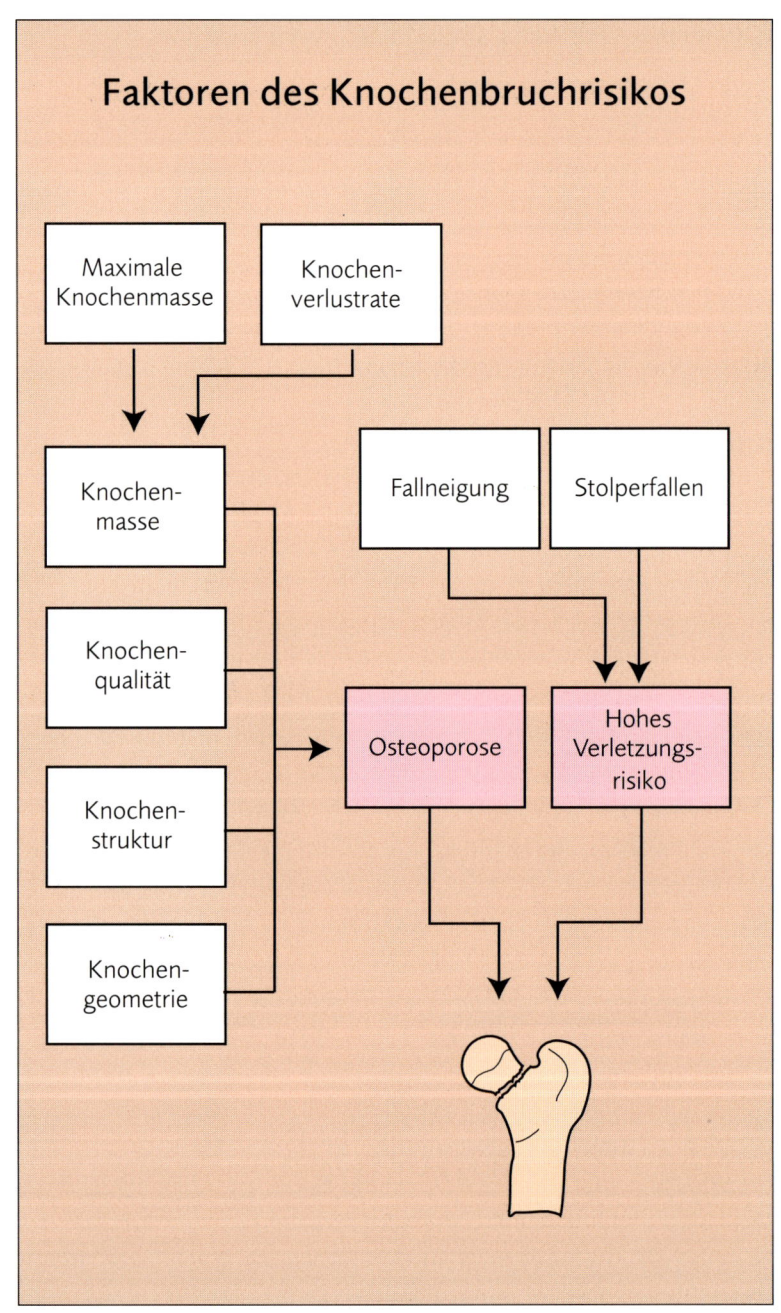

Faktoren des Knochenbruchrisikos

Spezialkliniken für Osteoporose

Inzwischen sind in Deutschland mehrere Osteoporosekliniken eingerichtet worden, die schwerpunktmäßig für Patienten mit manifester Osteoporose (eindeutig diagnostizierter Osteoporose) tätig sind. In erprobten Programmen wird die breite Palette der physikalischen und krankengymnastischen Therapie sowie die Patientenschulung durchgeführt. Nach der stationären Rehabilitation wird der Patient am Heimatort eine Selbsthilfegruppe vorfinden, in der er weiter an der Stabilisierung seiner Knochen arbeiten kann und bei Fragen Hilfe erhält.

Oberschenkelhalsbrüche

Weit mehr als 130 000 Patienten erleiden jährlich in Deutschland einen Oberschenkelhalsbruch. Oberschenkelhalsbrüche haben schwer wiegende Konsequenzen, da sie in der Regel operativ versorgt werden müssen und oft mit einer Gehbehinderung verbunden sind. Die Rehabilitation muss vor allem auf eine gute Bewegungskoordination und auf die Vermeidung von Stolperfallen und Sturzrisiken achten. Vor allem beim ungebremsten Sturz auf die Seite, mit Aufprall des ungeschützt unter der Haut liegenden Oberschenkelknochens auf hartem Untergrund, steigt das Risiko eines Oberschenkelhalsbruchs um ein Vielfaches. Einen wirksamen Schutz stellen handflächengroße Kunststoffschalen dar, die in die Unterwäsche eingearbeitet sind und bei einem Sturz auf die Seite die Aufprallenergie flächenhaft verteilen. Gleichzeitig beginnt während der Rehabilitation das Muskeltraining, um vor allem eine möglichst schnelle Unabhängigkeit in der Verrichtung täglicher Aufgaben wiederzugewinnen. Die Ausheilung eines Oberschenkelhalsbruchs dauert ca. vier bis acht Monate.

Brüche der Wirbelkörper

Mehr als zwei Millionen Osteoporosepatienten haben in Deutschland bereits einen Wirbelkörperbruch erlitten. Ursachen dafür können das falsche Tragen von Lasten, Verdrehungen oder auch Stöße sein.

Oberschenkelhalsbrüche sollten in der Regel operativ versorgt werden, um die Phase der Immobilisation so kurz wie möglich zu halten.

Die Heilung eines osteoporosebedingten Knochenbruchs muss rasch und in Zusammenarbeit mit Fachkräften verschiedener Disziplinen erfolgen. Operative Möglichkeiten verhindern eine Abhängigkeit und Immobilisation des Patienten.

Wie groß ist Ihr Knochenbruchrisiko?

Eine ausführliche Befragung und eine sorgfältige Untersuchung des Patienten sind die Basis jeder ärztlichen Tätigkeit und können nicht durch Labortests ersetzt werden!

	Ja	Nein
Ich bin älter als 65 Jahre.	❏	❏
Ich bin untergewichtig oder habe deutlich an Gewicht verloren.	❏	❏
Ich fühle mich schwach und krank.	❏	❏
Ich treibe keinen Sport und bewege mich wenig.	❏	❏
Ich komme selten mehr als ein halbe Stunde täglich an die Sonne.	❏	❏
Mein Herzschlag in Ruhe ist höher als 80 Schläge pro Minute.	❏	❏
Ich verzehre selten Milch, Käse und Milchprodukte.	❏	❏
Ich bin auf Milchprodukte allergisch.	❏	❏
Ich esse selten frisches grünes Gemüse.	❏	❏
Ich esse mehrfach Fleischgerichte pro Tag.	❏	❏
Ich salze meine Speisen regelmäßig.	❏	❏
Ich esse häufig Fastfood oder abgepackte Nahrungsmittel.	❏	❏
Ich verwende häufig und gerne Zucker.	❏	❏
Ich trinke mehr als zwei Tassen Kaffee oder vier Tassen schwarzen Tee pro Tag.	❏	❏
Ich trinke mehr als zwei Dosen Coca Cola pro Tag.	❏	❏
Ich trinke mehr als zwei alkoholische Getränke pro Tag.	❏	❏
Ich bin Raucher.	❏	❏
Ich war starker Raucher.	❏	❏
Vater und/oder Mutter hatten einen Oberschenkelhalsbruch.	❏	❏
Bei mir wurde eine niedrige Knochendichte gemessen (−2,5 SD).	❏	❏
Ich hatte einen Kochenbruch nach dem 50. Lebensjahr.	❏	❏
Ich habe falsche (»dritte«) Zähne.	❏	❏
Ich habe eine schwache Muskulatur.	❏	❏

Wie groß ist Ihr Knochenbruchrisiko?

	Ja	Nein
Ich habe brüchige, dünne Fingernägel.	❏	❏
Ich habe oft Verdauungsprobleme (wie z. B. Blähungen, Durchfall).	❏	❏
Ich habe ständig nächtliche Beinkrämpfe.	❏	❏
Ich wurde am Magen oder Darm operiert.	❏	❏
Ich habe eine Überfunktion der Schilddrüse.	❏	❏
Ich habe eine chronische Nieren- oder Leber-erkrankung.	❏	❏
Ich bin Diabetiker.	❏	❏
Bei mir wurde ein niedriger Testosteronspiegel gemessen.	❏	❏
Ich musste länger als ein halbes Jahr Prednison (ein Kortisonpräparat) einnehmen.	❏	❏
Ich musste länger als ein halbes Jahr Heparin spritzen oder Marcumar® einnehmen.	❏	❏
Ich musste länger als ein halbes Jahr Medikamente gegen Epilepsie einnehmen.	❏	❏
Ich muss Tranquilizer oder Psychopharmaka nehmen.	❏	❏
Mir wird leicht schwindelig, wenn ich schnell aufstehe.	❏	❏
Ich habe eine unregelmäßige Menstruation.	❏	❏
Meine Eierstöcke mussten früh operativ entfernt werden.	❏	❏
Ich habe ein Kind gestillt.	❏	❏
Die Menopause trat bei mir vor dem 45. Lebensjahr auf.	❏	❏

Wenn Sie bei fünf **fett** gedruckten oder zehn normal gedruckten Fragen mit Ja geantwortet haben, dann tragen Sie ein hohes Risiko, in der Zukunft einen osteoporosebedingten Knochenbruch zu erleiden. Ein konsequentes Vorsorgeprogramm sollte mit dem Arzt besprochen und durchgeführt werden. Knochendichtemessungen mittels DXA (siehe dazu Seite 30) in jährlichen Abständen sind zu empfehlen.

Ein Patient kann dem Arzt helfen, wenn er sich vor dem ersten Besuch bereits Notizen über seine Krankheiten und Beschwerden macht, Befunde von Untersuchungen und seine Medikamente mitbringt. Auch Angaben wie Körpergröße oder Körpergewicht sind wertvoll.

Schmerzhafter Wirbelkörperbruch

Der Bruch eines oder mehrerer Wirbelkörper verursacht in der Regel einen plötzlichen, stechenden und anhaltenden Schmerz. Manchmal wird der Schmerz allerdings mit einer Muskelzerrung oder einem Bandscheibenvorfall verwechselt.

Schmerzloser Wirbelkörperbruch

Wirbelkörperbrüche können allerdings auch langsam ohne Schmerz verlaufen. Der Patient bemerkt nur, dass er kleiner wird oder dass ein Rundrücken (Kyphose) entsteht. Eine operative Versorgung ist nur sehr selten nötig, da die Gefahr einer Querschnittslähmung nur in den wenigsten Fällen gegeben ist. Nach einer akuten Phase (etwa zwei Wochen lang) mit gelockerter Bettruhe beginnt die Phase mit leichter Bewegung, physikalischer Therapie und Rehabilitation. Orthesen (orthopädische Prothesen, die die Wirbelsäule und Gelenke stützen und entlasten) und Mieder sollten möglichst nur kurze Zeit verwendet und mit dem Orthopäden abgesprochen werden. Sie dienen zur Schmerzlinderung und zur Vermeidung einer Kyphose (siehe Seite 83). Man sollte aber nicht vom Tragen einer Orthese abhängig werden, sondern die Rückenmuskulatur weiterhin aktiv trainieren. Die Ausheilung eines Wirbelkörperbruchs benötigt ungefähr zwei bis vier Monate.

Unterarmbrüche

Ein Bruch des Unterarms (Radiusfraktur) ist der häufigste Knochenbruch vor dem 75. Lebensalter. Vor allem Frauen in der Zeit um die Menopause sind davon betroffen. Eine Radiusfraktur zwischen dem 40. und 60. Lebensjahr ist immer ein Warnzeichen für eine bestehende Osteoporose. Zur Abklärung ist eine Knochendichtemessung sinnvoll. Mit erheblicher Beeinträchtigung bei der Alltagsarbeit ist vor allem zu rechnen, wenn der dominante Arm betroffen ist, also der Arm, mit dem die meisten Tätigkeiten ausgeführt werden. Eine Schiene wird für sechs bis acht Wochen benötigt. Während dieser Zeit sind passive und aktive Übungen der Finger, der Hand, des Oberarms und der Schulter wichtig, um deren Beweglichkeit und Funktion zu erhalten.

Brüche und Einbrüche der Wirbelkörper verformen die Wirbelsäule und begünstigen damit die Entstehung von schmerzhaften Gelenkschädigungen und Muskelverspannungen.

Osteoporose bei Männern

Noch vor wenigen Jahren wurde die Osteoporose als eine typische Erkrankung der Frau über 50 Jahre angesehen. Männer sind weitaus weniger betroffen, obwohl in den Ambulanzen immer häufiger Männer mit Osteoporose und Knochenbrüchen behandelt werden müssen.

Ursachen

Die häufigste Ursache der Osteoporose des Mannes ist aber mit 30 Prozent ein länger bestehender Testosteronmangel. Eine Blutuntersuchung mit Bestimmung des erniedrigten Testosteronspiegels ist nötig, da diese Patienten gelegentlich eine normale Sexualfunktion und normal große Hoden aufweisen. Testosteronmangel beim Mann ist in seiner Wirkung nicht mit dem Östrogenmangel der Frau gleichzusetzen. Er bewirkt zusätzlich zu dem auch beim Östrogenmangel bekannten gesteigerten Knochenabbau einen verminderten Knochenanbau und damit einen besonders schnellen Knochenschwund.

Seltenere Knochenbrüche bei Männern

Untersucht man Häufigkeit und Ort der Knochenbrüche bei Mann und Frau, so stellt man fest, dass sich junge Männer sowohl in ihrer Kindheit als auch in ihrer Jugend Arme und Beine sehr viel häufiger

Immer mehr Männer erkranken an Osteoporose und müssen ebenfalls konsequent mit Bisphosphonaten behandelt werden.

Die Osteoporose des Mannes verläuft anders als bei der Frau. Darauf muss auch bei der Behandlung Rücksicht genommen werden.

Risikofaktoren bei Männern

▶ Einnahme von Kortisonpräparaten

▶ Zu hoher Alkoholkonsum

▶ Nikotingenuss

▶ Zu geringe Produktion von Testosteron

▶ Nierensteine

▶ Lebererkrankungen

▶ Chronisch entzündliche Darmerkrankung (Morbus Crohn)

▶ Kalziumarme Ernährung

▶ Schilddrüsenüberfunktion

▶ Zu geringe körperliche Bewegung

brechen als Mädchen in der vergleichbaren Zeit. Dies ist verständlich, denkt man an die höhere sportliche Aktivität, an den betonteren Kontakt- und Mannschaftssport und an die ausgeprägtere physische Kraft der jungen Männer.

In der Zeit zwischen dem 35. und dem 60. Lebensjahr nimmt beim Mann die Häufigkeit der Oberschenkelbrüche deutlich ab und erst nach dem 70. Lebensjahr wieder zu. Junge Frauen haben dagegen wesentlich seltener Arm- und Beinbrüche, dafür nehmen diese aber nach dem 45. Lebensjahr, also ab der Prämenopause, dramatisch zu. Vor allem die Wirbelkörperbrüche treten besonders häufig bei Frauen nach dem 55. Lebensjahr auf.

Unterschiedlich große Knochenmasse

Der entscheidende Unterschied der Knochensituation zwischen Mann und Frau liegt in der maximalen Knochendichte und in der weiblichen Menopause. Der junge Mann hat durch seine normalerweise höhere physische Aktivität und Kalziumaufnahme eine größere maximale Knochenmasse – sie liegt ungefähr um 25 Prozent höher als bei der jungen Frau. Dazu trägt häufig auch die Neigung junger Frauen zu kalorienarmen Schlankheitskuren mit niedrigem Kalziumgehalt bei. Auch der altersbedingte Knochenschwund nach dem 30. Lebensjahr verläuft beim Mann langsamer als bei der Frau: pro Jahr 0,3 Prozent Knochenverlust beim Mann und 0,8 Prozent bei der Frau. Der Mann wird also sowohl durch die höhere maximale Knochenmasse als auch durch einen späteren und geringeren altersbedingten Knochenschwund vor Brüchen geschützt.

Spongiöse Knochen sind besonders gefährdet

Warum treten bei der Frau bevorzugt Knochenbrüche des Handgelenks und der Wirbelkörper auf? Diese Skelettareale bestehen vor allem aus spongiösem Knochen (siehe dazu Seite 8), der bei einem Östrogenmangel nach der Menopause besonders stark abgebaut wird. Beim Mann fällt der Testosteronspiegel im Alter nur langsam ab, so dass es eine

Die Erfahrung zeigt, dass immer mehr Männer an Osteoporose leiden, da sie in jungen Jahren durch Bewegungsmangel und Ernährungsfehler eine unzureichende maximale Knochendichte aufbauen.

»männliche Menopause« mit einem abrupten Abfall des Sexualhormons nicht gibt. Frauen verlieren in ihrem Leben bis zu 40 Prozent ihres spongiösen Knochens, Männer dagegen nur 14 Prozent.

Die Veranlagung ist von Bedeutung

Die geringere Häufigkeit der Osteoporose bei Männern kann also zurückgeführt werden auf:
▶ Eine höhere Spitzenknochenmasse zum Zeitpunkt der Skelettreife
▶ Eine geringere Knochenverlustrate im weiteren Leben
▶ Das Fehlen einer hormonell bedingten Ursache (beim Mann tritt keine Menopause auf)
▶ Eine geringere Lebenserwartung

Osteoporosevorbeugung beim Mann

Um die Osteoporose des Mannes zu vermeiden, muss vor allem ein Kalzium- und Testosteronmangel ausgeglichen werden. Testosteron kann einfach im Blut gemessen werden und bei erniedrigten Werten über Pflaster oder intramuskuläre Injektionen ausgeglichen werden. In einer Studie der Mayo-Klinik, USA, bei Männern waren vor allem das Rauchen und ein übermäßiger Alkoholkonsum verantwortlich für eine Osteoporose.

Folgender Plan zur Verhütung der Osteoporose beim Mann wird daher empfohlen:
▶ Sorgen Sie für eine Zufuhr von 1000 bis 1500 Milligramm Kalzium und 1000 I.E. (internationale Einheiten) Vitamin D täglich.
▶ Achten Sie darauf, dass Sie sich regelmäßig körperlich belasten (Ausdauersport etc.)
▶ Rauchen Sie nicht mehr.
▶ Vermeiden Sie übermäßigen Alkoholkonsum.
▶ Sprechen Sie frühzeitig beim Nachlassen der Sexualfunktion mit Ihrem Arzt darüber.
▶ Erkundigen Sie sich, ob die Medikamente, die Sie einnehmen müssen, zu den so genannten Knochenräubern gehören.

Testosteronmangel und zu viel Nikotin sind die wichtigsten Risikofaktoren beim Mann. Bei jeder schweren Osteoporose des Mannes muss eine sekundäre Osteoporose sorgfältig ausgeschlossen werden.

Glossar

Aminobisphosphonate
Extrem wirksame Bisphosphonate der neuesten Generation, die in einer Seitenkette des Moleküls eine Amino-(= Stickstoff-) Gruppe enthalten

Anabolika
Chemische Verbindungen, die den Eiweißaufbau, besonders den Muskelaufbau, fördern

Analgetika
Medikamente zur Schmerzbehandlung

Anorexia nervosa
Magersucht mit zahlreichen gesundheitlichen Folgeschäden

Antirheumatika, nicht steroidale (NSAR)
Medikamente, die in der Behandlung degenerativer Gelenkerkrankungen eingesetzt werden und kein Kortison (= Steroide) enthalten

Bisphosphonate
Substanzgruppe, die im Molekül zwei Phosphatgruppen enthält, in den Knochen eingebaut wird und vor allem den Knochenabbau gezielt hemmt

Cushing-Syndrom
Klinische Folgen einer chronisch erhöhten Kortisonproduktion oder einer Langzeitbehandlung mit hohen Kortisondosen

Cross-link-Telopeptide
Beim Knochenabbau werden auch Kollagenbruchstücke frei, die im Urin oder Blutserum nachzuweisen sind.

Desoxypyridinolin
Spezielles Abbauprodukt des Kollagens

Dexamethason
Stark wirksamer synthetischer Kortisonabkömmling

DXA-Knochendichtemessung
Diese Röntgenmethode misst die Absorption eines feinen Röntgenstrahls in verschiedenen Skelettbereichen und berechnet daraus die Knochendichte.

Frakturen, extravertebrale
Brüche von Knochen mit Ausnahme der Wirbel (»vertebra«)

Genistein
Ist in Sojabohnen enthalten und gehört zur Gruppe der Isoflavone. Es verhindert als Antioxidans die Entstehung von Tumorzellen.

Hydroxyprolin
Baustein des Kollagens

Hypogonadismus
Angeborener oder erworbener Testosteronmangel, der beim Mann zu schwerer Osteoporose führt und deshalb behandlungsbedürftig ist

Intertrochanterregion
Besondere Skelettregion im Oberschenkel nahe der Hüfte

Isoflavone
Diese Substanzgruppe wird z. B. in der Sojabohne gefunden; sie wird in Phytoöstrogene umgewandelt, die ähnliche Wirkungen wie das Östrogen aufweisen.

Kalzitonin
Hormon, das den Kalziumspiegel im Blut senkt und den direkten Gegenspieler des Parathormons darstellt

Knochenphosphatase, alkalische
Substanz, die von den knochenaufbauenden Zellen (Osteoblasten) gebildet wird und im Blut nachweisbar ist. Sie ist besonders bei Knochenmetastasen und Vitamin-D-Mangel erhöht.

Kollagenvernetzungsprodukte
Die Kollagenmoleküle sind untereinander vernetzt und erlauben dadurch eine hohe Zugfestigkeit. Bei Abbau des Kollagens werden diese »Bindeglieder« frei und können im Urin nachgewiesen werden.

Leptin
Dieses Hormon hemmt die Aktivität der knochenaufbauenden Zellen und fördert damit die Osteoporose.

Lymphome
Bösartige Erkrankungen der Lymphdrüsen

Muskelrelaxanzien
Medikamente, die Muskelverspannungen lösen

Opioide
Starke Schmerzmittel, die sich vom Opium ableiten und eine Suchtgefahr bergen

Osteokalzin
Bestandteil der Knochensubstanz

Osteonektin
Ebenfalls ein wichtiger Bestandteil der Knochensubstanz

Osteopenie
Verminderte Knochendichte, aber noch kein Zeichen einer Erkrankung

Osteoporose
Stoffwechselerkrankung des Knochens, die durch Verlust an Knochensubstanz, -struktur und -funktion charakterisiert ist. Folgeerscheinungen sind Knochenbrüche ohne erkennbaren Anlass, Rückenschmerzen, Skelettdeformierungen und Immobilität.

Parathormon
Hormon, das in den Nebenschilddrüsen (= Epithelkörperchen) gebildet wird und den Kalziumspiegel im Blut erhöht

Plazebo
Dem Originalarzneimittel nachgebildetes und diesem zum Verwechseln ähnliches Mittel, das jedoch keinen Wirkstoff enthält

Plasmozytom

Bösartige Erkrankung der Plasmazellen im Knochenmark. Plasmazellen bilden die Immunglobuline, die wir vor allem zur Infektabwehr benötigen. Mit Fortschreiten der Krankheit kommt es zu einer Zerstörung des Knochens.

Prednison

Kortisonabkömmling, der vor allem in der Behandlung entzündlicher und bösartiger Krankheiten eingesetzt wird

Prostataspezifisches Antigen (PSA)

Eiweißkörper im Blut, der bei erhöhten Werten das Vorliegen eines Prostatakrebses verrät

Screening-Methode

Eine einfache und preiswerte Methode, die im großen Umfang eingesetzt werden kann, um Krankheiten erstmals zu entdecken

SERM

Selektive Östrogen-Rezeptor-Modulatoren, die nur noch bestimmte und gewünschte Östrogenwirkungen haben

Statine

Medikamente, die zur Senkung der Cholesterin- und Fettwerte im Blut eingesetzt werden. Neue Untersuchungen belegen auch einen knochenschützenden Effekt.

Trochanterregion

Bestimmte Region des Oberschenkelknochens nahe der Hüfte, die als Muskelansatz dient

T-Score

Messwert, der die Knochendichte des Patienten mit einem gesunden 30-Jährigen vergleicht. Dieser Wert ist für die Diagnosestellung der Osteoporose notwendig.

Ultraschall-Knochendichtemessung

Bei dieser Methode wird die Absorption, Ablenkung oder Geschwindigkeitsänderung von Schallwellen im bzw. am Knochen gemessen und so auf die Knochendichte geschlossen.

Vitamin-D-Metaboliten

Das zugeführte oder in der Haut gebildete Vitamin D muss erst in Nieren und Leber in mehreren Schritten in eine aktive Form umgewandelt werden (= Metabolite).

Wachstumsfaktoren

Substanzen, die das Wachstum bestimmter Zellen anregen

Wardsches Dreieck

Skelettareal nahe des Oberschenkelhalses, das besonders häufig eine niedrige Knochendichte aufweist

Z-Score

Messwert, der die Knochendichte des Patienten mit normalen Personen gleichen Alters und Geschlechts vergleicht

Zytokine

Lokale Gewebehormone, die das Wachstum von Zellen steuern

Über den Autor

Prof. Dr. med. Reiner Bartl ist Professor für innere Medizin und Facharzt für Hämatologie (Blut), Onkologie (Krebs) und Osteologie (Knochen). Er arbeitet seit 1987 als Oberarzt am Klinikum Großhadern der Universität München und leitet dort u. a. die »Knochenambulanz« (osteologische Ambulanz), eine interdisziplinäre Einrichtung. Seine Forschungs- und Behandlungsschwerpunkte sind Knochenkrankheiten, insbesondere Osteoporose, und die Knochenmarkdiagnostik.

Die Rezepte in diesem Buch stammen von *Elke Jentzsch-Kraus,* Ernährungsberaterin der AOK Bayern, Direktion München.

Literatur

Kanis, J.A.: Osteoporose. Blackwell Wissenschaft. Berlin 1995
Keck, G./Kruse, H.-P.: Osteoporose: Klinik – Diagnostik – Therapie. Gustav Fischer Verlag. Stuttgart 1994
Pollähne, W./Grieser, T./Pfeifer, M./Minne, H.W.: Diagnostik und Differentialdiagnostik primärer und sekundärer Osteoporosen. Thieme Verlag. Stuttgart 1996
Pollähne, W./Broll, H./Burckhardt, P./Delling, G./ Minne, H.W.: Therapie primärer und sekundärer Osteoporosen. Thieme Verlag. Stuttgart 1999
Ringe, J.D.: Osteoporose. Thieme Verlag. Stuttgart 1996
Schild, H.H./Heller, M.: Osteoporose. Thieme Verlag. Stuttgart 1996

Leser- und Lieferservice

Galerie fit & gesund, Mittelweg 19, 20148 Hamburg,
Tel./Fax: 040/4106519, http://www.fit-u-gesund.de

Hinweis

Das vorliegende Buch ist sorgfältig erarbeitet worden. Dennoch erfolgen alle Angaben ohne Gewähr. Weder Autor noch Verlag können für eventuelle Nachteile oder Schäden, die aus den im Buch gemachten Hinweisen resultieren, eine Haftung übernehmen.

Bildnachweis

Alle Illustrationen stammen von Wladimir Szczesny, München, mit Ausnahme von: 10, 12, 15, 32, 82, 84: Veronika Moga, München
Bartl Reiner, München: 8, 28, 31; ghetty one Stone, München: 42; G+J Fotoservice, Hamburg: U1 (Bokelberg); Image Bank, München: 6 (White Packert), 18 (Color Day), 21 (Adeo); Jump, Hamburg: 1, 49, 64 (Kristiane Vey), 62, U4 (Martina Sandkühler); Südwest Verlag, München: Freisteller Inhalt

Impressum

© 2000 Südwest Verlag, München, in der Econ Ullstein List Verlag GmbH & Co. KG, München
2. Auflage 2000

Redaktion und Projektleitung:
Hans Müller

Redaktionsleitung und medizinische Fachberatung:
Dr. med. Christiane Lentz

Bildredaktion:
Tanja Nerger

Produktion:
Manfred Metzger (Leitung);
Annette Aatz;
Dr. Erika Weigele-Ismael

Umschlag:
Heinz Kraxenberger, München;
Till Eiden

Layout:
Wolfgang Lehner

Satz:
Tino Gonzales

Druck:
Color-Offset, München

Bindung:
R. Oldenbourg, München

Printed in Germany

Gedruckt auf chlor- und säurearmem Papier

ISBN 3-517-06223-5

Register